Vagus Nerv für Einsteiger

CHERRY MEDIA

Ein Buch von: **Katharina Meyer**

Originale Erstauflage

978-3-96583-235-0 Taschenbuch
978-3-96583-236-7 Hardcover
978-3-96583-237-4 Audio CD
978-3-96583-238-1 Kindle eBook

Druck/Auslieferung:
Amazon oder eine Tochtergesellschaft

Impressum:
Cherry Media GmbH
Bräugasse 9
94469 Deggendorf
Deutschland

info@cherrymedia.de
katharina.meyer@cherrymedia.de

Vagus Nerv für Einsteiger

• • • • • • • • • • • • • • • • •

Der Selbstheilungsnerv: Ängste überwinden, innere Blockaden lösen und innere Ruhe finden | inklusiver Vagus Nerv Meditation für die Praxis

• • • • • • • • • • • • • • • • •

Ein Buch von:
Katharina Meyer

Erschienen 2019

Inhaltsverzeichnis

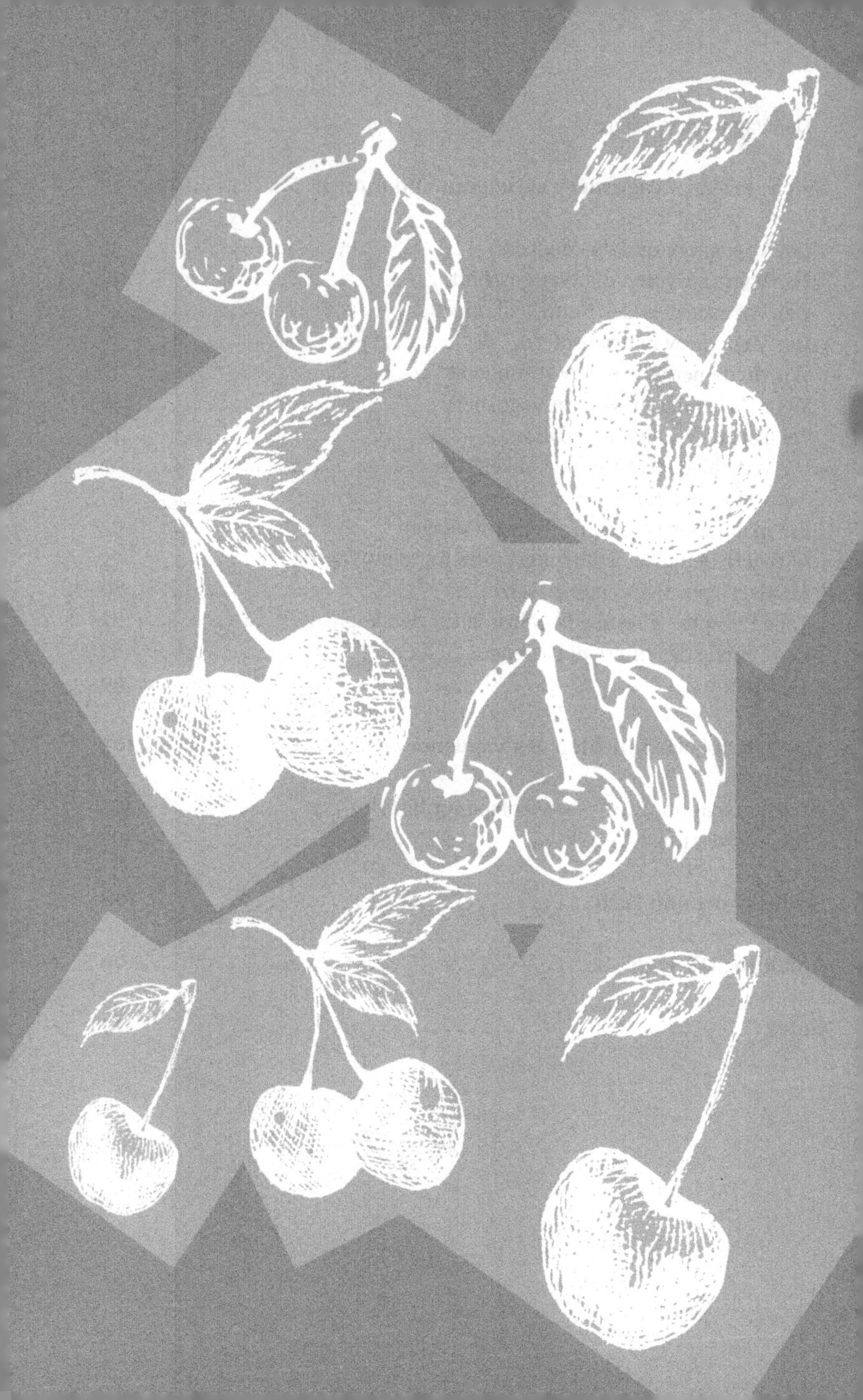

Kostenfreies e-Book Inklusive

Beim Kauf jedes Taschenbuches von Cherry Media ist das e-Book, spannende Bonusinhalte sowie das Hörbuch kostenfrei für Sie inkludiert. Gehen Sie dazu einfach auf

https://link.cherrymedia.de/EPUB

oder scannen Sie den abgebildeten QR Code. Auf der Website können Sie dann Ihren einmalig gültigen Zugangscode eingeben.

Den Zugangscode zu Ihrem kostenfreie eBook, Hörbuch und zu den Bonusinhalten finden Sie auf der Seite: 114

Wir wünschen viel Freude mit Ihren kostenfreien Inhalten!

Haben Sie Fragen zu Ihrem Zugangscode? Wir sind gerne für Sie da.
Sie erreichen Sie uns unter info@cherrymedia.de

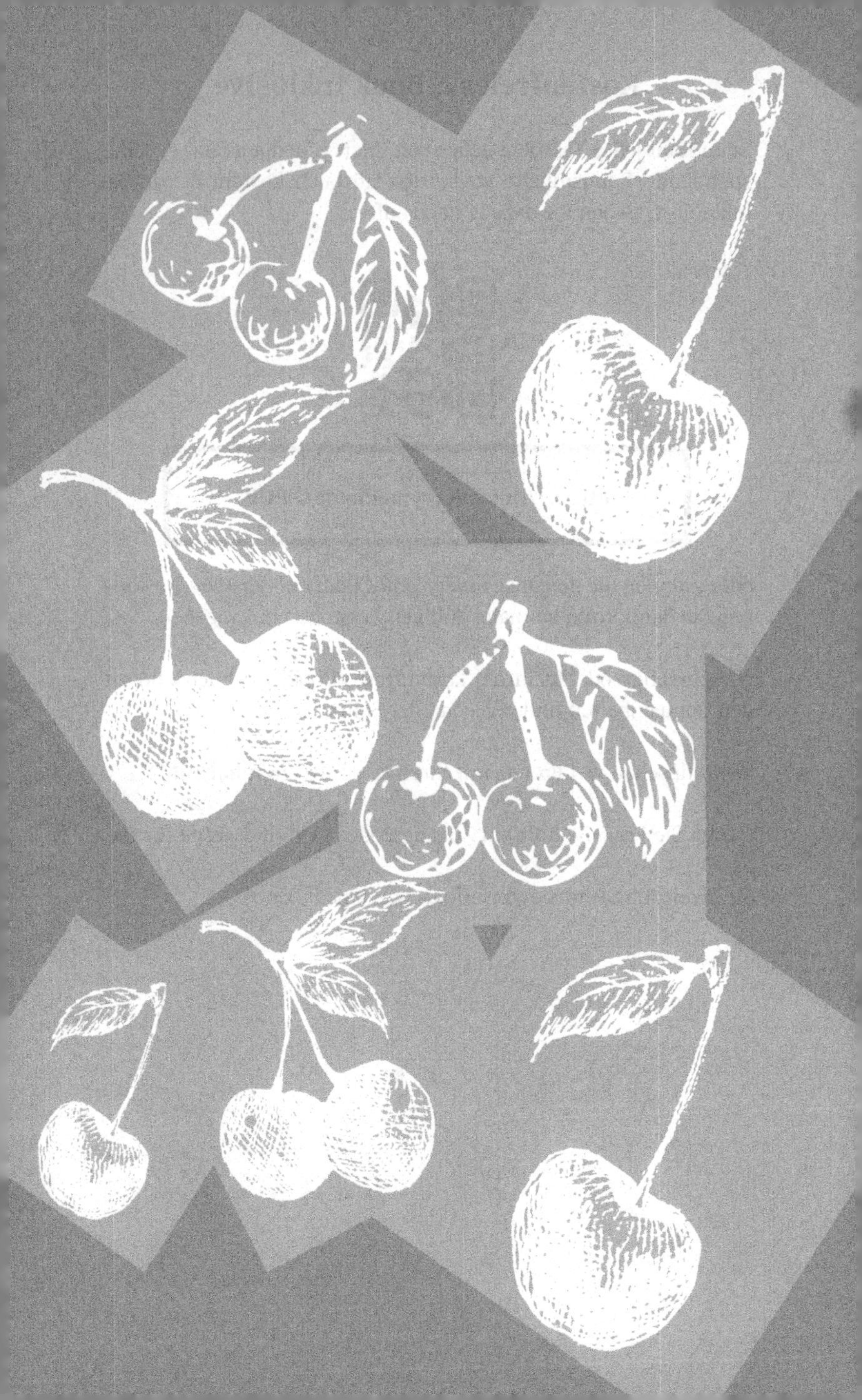

Einleitung

DER VAGUSNERV WIRD AUCH SELBSTHEILUNGSNERV genannt. In diesem Buch möchte ich dir auf eine einfache und verständliche Art und Weise erklären, was der Vagusnerv ist und was er auch für dich, deinen Alltag, deine Gesundheit und deine eventuellen Leiden für eine Rolle spielen kann. In diesem Buch findest du viele Fakten, die sowohl medizinisch als auch wissenschaftlich belegt sind. Der Vagusnerv spaltet jedoch stets die Schulmedizin und die Naturheilkunde. Denn viele Bereiche konnten bislang nicht belegt werden oder es gibt noch zu wenig Studien darüber, warum der Vagusnerv bei einer Vielzahl von Krankheiten hilft. Es ist auch so, dass die Stimulationen des Vagusnervs bei Menschen unterschiedlich wirken. Wir alle sind Unikate und genauso sprechen unsere Körper, Psychen und Seelen unterschiedlich auf die verschiedensten Behandlungen an. Es ist jedoch so, dass du deinem Körper auf keinen Fall schaden kannst, und wenn nicht sofort der gewünschte Effekt einsetzt, lass dir Zeit und hab Geduld. Manches Mal brauchen gute Dinge Zeit und müssen spezielle Wege und oft auch Umwege gehen. Garantiert aber wirst du dich entspannen können, ruhiger werden und vor allem lernst du dich, deinen Körper und auch die Vorgänge darin besser kennen und verstehen, wenn du dich damit intensiver beschäftigst.

In diesem Sinne wünsche ich dir viel Spaß beim Lesen, viel Erfolg und gutes Gelingen beim Ausprobieren und ein gesundes und entspanntes Leben. Ich bedanke mich hier auch bei allen Fans meiner Bücher, die wie ich immer den Weg abseits der Schulmedizin suchen. Ich freue mich über und mit Gleichgesinnten, die ihren Körper verstehen möchten, darauf eingehen und auch die Geschenke der Natur nutzen, die uns vom Universum gegeben wurden. Namaste und Love and Peace - genieße dein Leben und feiere jeden einzelnen Tag. Sei dankbar und vergiss nicht, immer auf dich zu achten, ohne dabei auf die Bedürfnisse anderer zu vergessen.

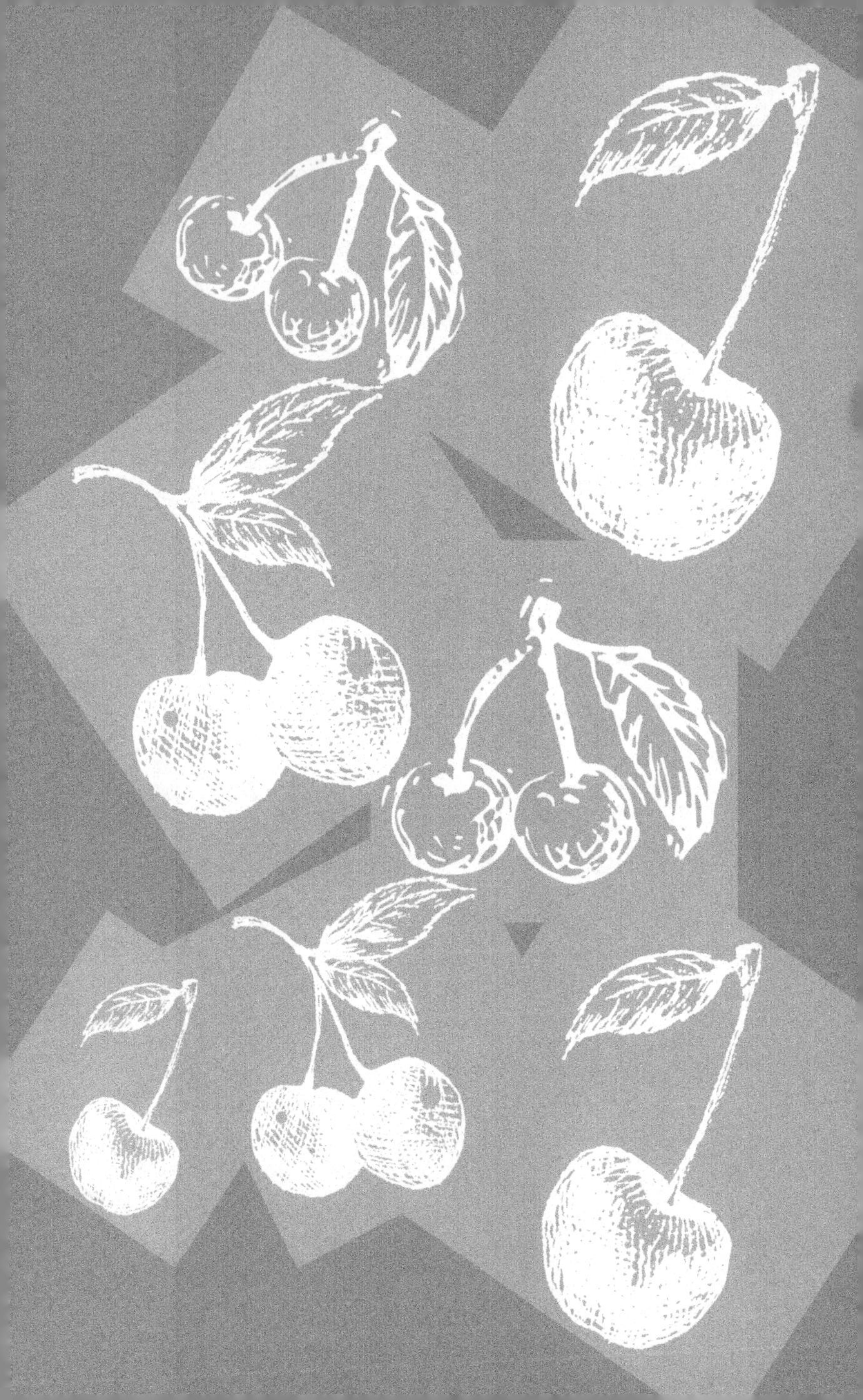

- KAPITEL EINS -

Teil 1: Theorie Funktionsweise des Zentralen Nervensystem und die Rolle des Vagusnervs

Vielleicht hast du wie so viele noch nie vom Vagusnerv gehört und dir auch niemals Gedanken darüber gemacht, falls der Begriff irgendwo gefallen ist. Dabei handelt es sich beim Vagusnerv um etwas sehr spannendes und er kann unser Leben auf so viele Arten und Weisen beeinflussen und verbessern. Damit du den Vagusnerv mit all seinen Facetten verstehst und kennenlernen kannst, will ich dir alles über diesen großartigen Nerv erzählen und zwar sehr ausführlich. Nur so kannst du auch alle Zusammenhänge verstehen und dir wird bewusst, auf wie viele Arten auch du ihn in dein tägliches Leben integrieren kannst. Garantiert gibt es zahlreiche Situationen, in welchen dir der Vagusnerv persönlich zahlreiche Vorteile bringen kann. Aber keine Angst, es wird garantiert abwechslungsreich und es folgen viele Praxisbeispiele und Übungen auf dich. Das Buch ist garantiert keine medizinische Abhandlung sondern eher ein kleiner Ratgeber für den Alltag, welches genau diesen in vielen Situationen erleichtern kann.

Was ist der Vagusnerv - die Fakten

Beim Vagusnerv handelt es sich um den zehnten der zwölf Hirnnerven, der auch als N. X. bezeichnet wird. Der paarige Nervus Vagus handelt es sich um den größten Nerv des Parasympathikus. Er durchläuft beinahe alle Teile unseres Körpers und ist dadurch für viele Vorgänge darin mit verantwortlich und beteiligt. Dies macht er, auch wenn die meisten von uns gar nicht wissen, dass er überhaupt existiert.

Sobald man sich jedoch mit dem Vagusnerv beschäftigt, können seine Funktionen explizit genutzt, aktiviert und verstärkt werden. Er kann auch dir eine immense heilende Wirkung für Körper, Geist und Seele schenken. Es können sowohl physische, psychische und auch psychosomatische Probleme mit den Stimulationen des Vagusnervs behoben, oder zumindest verbessert werden.

Die Bezeichnung Vagusnerv wird vom lateinischen Wort vagari abgeleitet. Dies bedeutet wandern oder herumschweifen. Dies kommt daher, da dieser Nerv so weit in unserem Körper verzweigt ist und sich von oben bis unten durch unseren Körper zieht. Er weist eine vegetative Funktion auf und ist auch an zahlreichen motorischen Steuerungen beteiligt. Vom Kehlkopf, Rachen und der oberen Speiseröhre über den Geschmack und das Berührungsempfinden bis hin zu den inneren Organen und den Reflexen, überall hat dieser faszinierende Nerv seine Hände im Spiel.

Man spricht beim Vagusnerv von zahlreichen Faserqualitäten. Die somatomotorischen Qualitäten umfassen die willkürliche Steuerung. Die somatosensiblen Qualitäten sind für die bewusste Wahrnehmung zuständig. Die sensorischen Faserqualitäten sind für den Geschmack verantwortlich und die viszerosensiblen und viszeromotorischen Qualitäten sind direkt mit dem Parasympathikus verbunden. Auf sämtliche dieser Eigenschaften werden wir im Laufe der Kapitel direkt eingehen. Ich möchte jedoch nicht nur wissenschaftlich auflisten und trocken erklären, sondern will dir auch zahlreiche Praxisbeispiele bieten. Du sollst ja vor allem wissen, was der Vagusnerv in den einzelnen Belangen für dich tun kann.

Mittels einer Herzfrequenzvariabilitätsanalyse ist es möglich, die Aktivitäten des Vagusnervs sichtbar zu machen. Der Vagusnerv ist also der längste Gehirnnerv in unserem Körper. Auch Tiere haben zum Beispiel diesen Nerv und in einem späteren Kapitel gehe ich auch darauf ein, wie du deinen Vierbeinern mit der Stimulation des Vagusnervs in vielen Situationen helfen kannst. Dieser Nerv also verbindet das Gehirn mit zahlreichen Organen in unserem Körper. Ob Herz, Lunge oder Darm, sämtliche dieser Organe und Bereiche unseres Körpers können gezielt durch Stimulationen des Vagusnervs beeinflusst werden.

Der Vagusnerv als Bestandteil unseres parasympathischen Nervensystems ist sowohl für die Atmung mitverantwortlich, mischt bei der Verdauung mit und kann auch dazu beitragen, dass die Herzfrequenz steigt oder sinkt. Er ist somit sowohl für unsere physische Gesundheit, aber auch für unsere Psyche interessant.

Bei der Aktivität des Vagusnervs spricht man auch vom vagalen Tonus. Wird dieser Tonus erhöht, so kannst du dein parasympathisches Nervensystem aktivieren und beeinflussen. Dies ist für viele Krankheiten sehr interessant, welche normalerweise mit starken Medikamenten der Pharmaindustrie behandelt werden. Es ist doch immer gut, eine Alternative zu Medikamenten zu haben. Du musst nicht sofort alle Medikamente absetzen, jedoch kann es leicht möglich sein, dass du rasch bemerkst, dass viele Medikamente nun einfach nicht mehr nötig sind.

Welche Aufgabe übernimmt der Vagusnerv im zentralen Nervensystem?

Der Vagusnerv spielt eine große Rolle beim sogenannten Bauchgehirn. Du kennst es sicher, oft hat man ein mulmiges Gefühl bei einer Sache und der Bauch warnt dich davor, etwas zu tun. Aber auch die sogenannten Schmetterlinge im Bauch, das Herzstolpern in brenzligen Situationen und das Herzklopfen bei Angst sind eng mit dem Vagusnerv verbunden.

Vielleicht kennst du auch den Ausdruck hangry. Das kommt aus dem Englischen und ist eine Mischung aus hungry und angry, also hungrig und grantig. Auch da hat der Vagusnerv seine zarten Enden mit im Spiel. Er kann mitverantwortlich sein, wenn dir eine Situation auf den Magen schlägt und wenn du weißt, wie du deinen Vagusnerv nutzen kannst, lässt sich dies wunderbar vermeiden. Denn viele Menschen werden dauerhaft und ernsthaft krank, wenn sie alles in sich hineinfressen und sich eben alles auf den Magen schlägt. Magengeschwüre und Gastritis sind hier nur die harmlosesten Erkrankungen.

Der Vagusnerv übernimmt die Aufgabe, dass das Gehirn mit unserem Bauchgehirn kommunizieren kann. Dies geschieht auf faszinierende Art und Weise ganz unbemerkt. Willst du jedoch bestimmte Aktivitäten unterstützen oder verstärkten, so muss der Vagusnerv stimuliert werden. Der Vagusnerv sendet Informationen vom Bauch ans Gehirn und verbindet sich mit dem limbischen System. Dadurch ist er auch für Emotionen und unser Wohlbefinden und nicht nur für eine rein körperliche Gesundheit verantwortlich.

Interessant ist, dass viele dieser Informationen auch in unserem

Körper gespeichert werden können. Ist dein Vagusnerv erst einmal aktiviert, dann musst du nicht jedes Mal bei Null beginnen, wenn du dich zum Beispiel entspannen möchtest. Mit der Zeit genügen hier lediglich kleine Impulse.

Der Vagusnerv als Gegenspieler des Sympathikus

Der Vagusnerv wird als wichtigster Nerv im parasympathischen System bezeichnet. Er ist der Nerv der Ruhe und gilt als sogenannter Zeremonienmeister, wenn es darum geht bei Meditationen zu relaxen. Der Vagusnerv ist zugleich ein Glücksbringer und auch ein Heiler. Er ist Teil unseres vegetativen Nervensystems und jeder besitzt ihn, auch wenn er ihn niemals aktiv bemerkt oder benutzt hat.

Das vegetative Nervensystem besteht aus dem Sympathikus, dem Parasympathikus und dem Darm-Nervensystem. Sämtliche inneren Organe werden von Sympathikus aber auch vom Parasympathikus gesteuert. Der Sympathikus ist jener, der für eine erhöhte Leistung verantwortlich ist. Beim Sympathikus spricht man von einem sogenannten ergotropen Verhalten. Das bedeutet, es ist nach außen gerichtet.

Beim Parasympathikus spricht man hingegen von einer trophotropen Wirkung. Diese ist nach innen gerichtet und für Ruhe und Entspannung verantwortlich. Der Parasympathikus steht für Regeneration und hilft dir dabei, deine körpereigenen Reserven zu nutzen. Für eine gute Balance im Körper müssen Sympathikus und Parasympathikus im Gleichgewicht sein. Denke nur daran, dass ein gewisser Stress durchaus positiv sein kann und dich motiviert. Stress kann dich anspornen und zu besseren Leistungen führen. Zu viel Stress aber kann dich krank machen.

So wie man heutzutage immer von einer ausgewogenen Work-Life-Balance spricht, so müssen auch Stress und Erholung ausgeglichen sein. In der Brust- und dem oberen Lendenmark liegen die Zellkörper der sogenannten präganglionären sympathischen Fasern. Durch die vorderen Wurzeln verlassen diese Fasern das Rückenmark und ziehen sich zu den vegetativen Ganglien hin. Dort werden sie auf die postganglionären Neuronen umgeschalten und ziehen zu den Erfolgsorganen.

Dies hört sich jetzt alles sehr kompliziert und unverständlich an. Auf gut Deutsch bedeutet es jedoch nichts anderes, als dass die Nerven entlang der Wirbelsäule mit allem in unserem Körper verbunden sind. Von den Augen, den Tränendrüsen und der Nasenschleimhaut über die Speicheldrüse, Mundschleimhaut, Herz, Kehlkopf, Luftröhre und Bronchien bis hin zur Speiseröhre, Magen, Bauch, Leber, Galle, Bauchspeicheldrüse, Niere und Nebenniere, Dünndarm, Dickdarm, Anus, Harnblase und die Geschlechtsorgane - alles ist miteinander quasi verbunden.

Während der Sympathikus eine Leistungssteigerung in unserem Organismus bewirkt, sind die vagalen Nerven und der Parasympathikus für eine Erholung zuständig. Herzfrequenz und Blutdruck werden gesenkt, die Verdauung jedoch aktiviert und auch die Peristaltik und die Durchblutung wird gefördert.

Der Vagusnerv als Hauptnerv des Parasympathikus wirkt sich hier als Aktivator für Heilungsprozesse aus. Daher wird der Vagusnerv auch als Ruhenerv, Heilnerv oder auch Entspannungsnerv bezeichnet. Er wird auch der Nerv des craniosacralen Systems bezeichnet. Je höher der Tonus ist, je besser der Vagusnerv aktiviert ist, um so besser steht es um unsere Gesundheit und um unsere Fähigkeit Stress zu bewältigen.

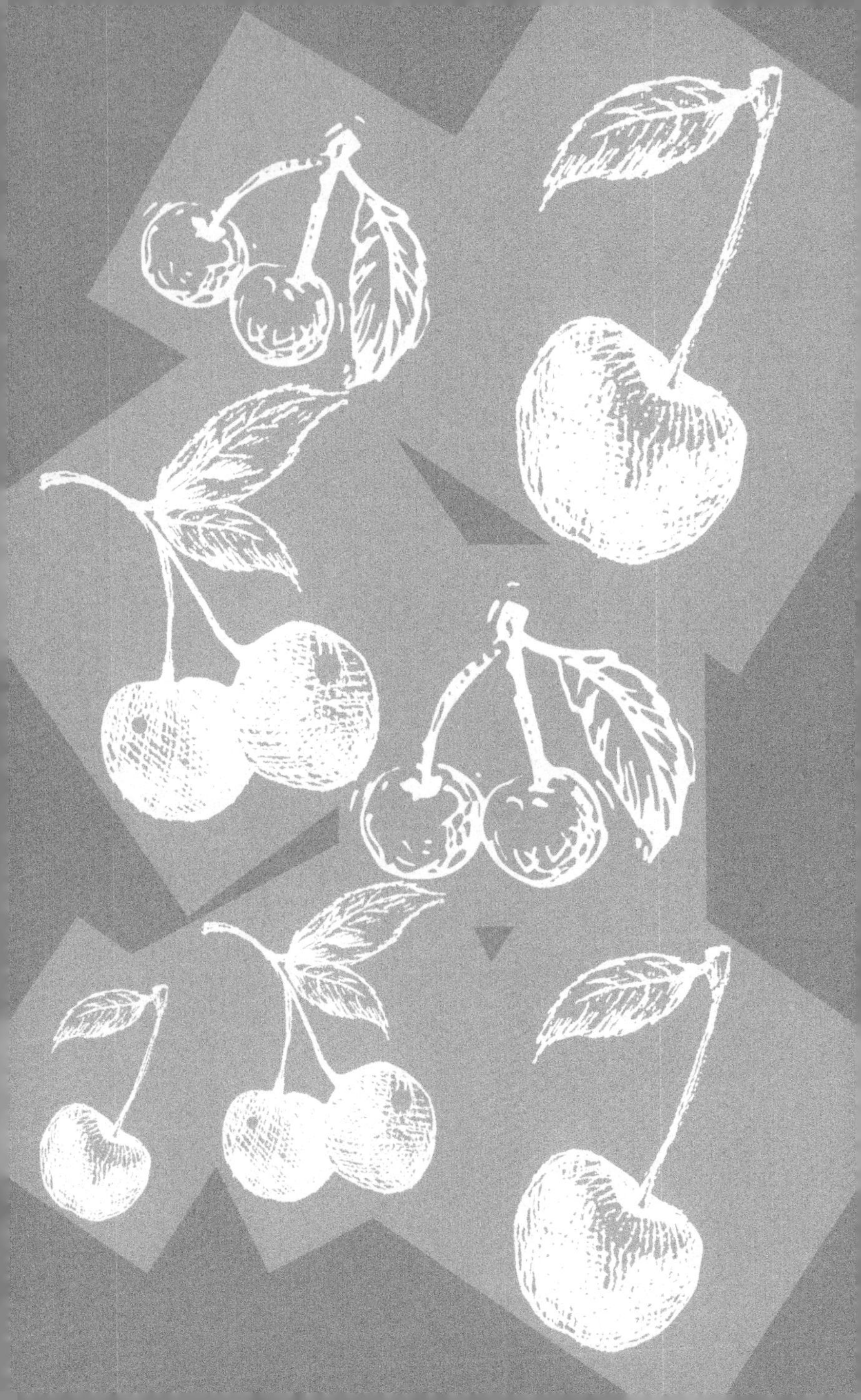

- KAPITEL ZWEI -

Welche Krankheitsbilder könnten durch den Vagusnerv geheilt werden?

Der Vagusnerv ist jedoch nicht nur der Nerv zur Entspannung, er hat auch die Eigenschaft, zahlreiche Krankheiten und Symptome zu lindern und zu verbessern. Dies macht ihn zu einem so besonderen Nerv. Die Craniosakraltherapie ist unter anderem auf dieses Phänomen aufgebaut. Wie du den Vagusnerv für die unterschiedlichsten Krankheiten nutzen kannst, will ich dir in den nächsten Kapiteln ausführlich erläutern.

Denke aber daran, dass das Aktivieren des Vagusnervs keinen Besuch beim Arzt ersetzt. Diese Therapie, egal wofür oder wogegen, sollte nur als Unterstützung gesehen werden. Auch kann dir nicht versprochen werden, dass es auch bei dir zu 100 Prozent wirkt. Nur weil die Therapie mittels Vagusnerv bei mir und Tausenden von anderen Menschen hilft, bedeutet dies nicht, dass die Wirkung garantiert auch bei dir eintritt. Du solltest genau auch darauf achten, wenn dir ein Heiltherapeut durch Sacral Therapie eine garantierte Hilfe verspricht. Hier sollten die Alarmglocken läuten, denn eine Garantie gibt es nicht. Auch wenn ich davon absolut überzeugt bin, musst du deine Erfahrung damit selbst machen. Ich kann dir nur meine Erfahrungen schildern und dir meine Begeisterung mitteilen.

Alleine aber durch den Entspannungsfaktor ist der Vagusnerv ein toller Beitrag, wenn du dich von einer Krankheit regenerieren möchtest. Durch die Verbindung von Emotionen, die er beeinflusst und seinen Einfluss auf die inneren Organe ist er ein tolles Werkzeug. Blockaden können gelöst werden und alleine das schafft vielen Menschen eine große Erleichterung. Nicht nur in der Craniosacral Therapie, sondern auch in der Atlaslogie und im Kundalini Yoga hat der Vagusnerv einen hohen Stellenwert. Ob Homöopathie, Akupunktur oder Physiotherapie - immer wieder tritt der Vagusnerv in Erscheinung und wird zur Verbesserung unserer Lebensqualität aktiviert.

Wenn du damit beginnst, mit dem Vagusnerv zu arbeiten, höre gut in dich selbst hinein. Zu hoher Wahrscheinlichkeit wird es dir gut tun. Solltest du dich dabei aber nicht wohl fühlen, leg eine Pause ein. Wichtig wäre auch, dass du deine Erfahrungen, Gefühle und alle Auswirkungen und Veränderungen notierst. Du kannst dazu zum Beispiel unser tolles Meditations Tagebuch verwenden oder dir ein speziellles Tagebuch für deinen Vagusnerv anlegen. Generell ist es sehr empfehlenswert ein eigenes Tagebuch für diese Körperarbeit zu haben. Egal ob du deine Atemtechniken oder deine Erfolge bei der Meditation notierst. So hast du alles im Überblick und kannst einfacher erkennen, warum es an manchen Tagen besser läuft als an anderen. Zudem hast du auch deine Fortschritte immer gut im Überblick.

Der Vagusnerv und Depressionen

Zu diesem Thema existieren zahlreiche Langzeitstudien und es gibt mittlerweile sogar elektrische Impulsgeber, die wie eine Art Herzschrittmacher subkutan, also unter die Haut, eingesetzt werden. Diese helfen chronische Depressionen zu lindern. Doch auch ein gelegentliches Stimmungstief kann gut mit der Aktivierung des Vagusnervs behoben werden. Du benötigst dafür keinen elektronischen Impulsgeber, sondern kannst auch manuell in deinen eigenen vier Wänden mit deinem Vagusnerv arbeiten.

Bei Depressionen wird der linke Vagusnerv im Brustraum stimuliert, der sich unterhalb des Schlüsselbeins befindet. Gerade bei Depressionen ist es ratsam, dass du deinen Vagusnerv mit Zink unterstützt und fit hältst. Zink ist generell wichtig für unsere psychische Gesundheit. Wenn du also öfter unter dunklen Stimmungen leidest und sehr anfällig für Depressionen bist, dann besorge dir ein gutes Nahrungsergänzungsmittel mit Zink.

Du kannst deinen Vagusnerv auch durch eine gezielte Ernährung mit Zink versorgen. Ein Salat aus rohen Champignons und Spinat ist sehr empfehlenswert. Auch Cashew Nüsse und Kürbiskerne enthalten viel Zink. Für alle Fleischesser wird es eine tolle Mitteilung sein, dass auch ein gutes Rindersteak viel Zink liefert. Bitte achte hier jedoch auf eine gute Bio Qualität. Austern enthalten ebenfalls viel Zink und auch Shrimps, Leber, Käse und Eier sind gute Zinklieferanten. Greife zu Vollkornprodukten. Buchweizen, Mohn, Haferflocken, Sonnenblumenkerne, Mais, Leinsamen und sämtliche Hülsenfrüchte wie Kichererbsen und Linsen kannst du tadellos in deine Ernährung einbauen, wenn du deinen Vagusnerv unterstützen willst.

Elektrische Stimulationen des Vagusnervs werden häufig eingesetzt, wenn die Patienten schlecht oder gar nicht auf Behandlungen mit Medikamenten oder auf andere Therapien ansprechen. Diese Methode wurde sogar in Amerika im Jahre 2005 von der Arzneimittelbehörde FDA als zusätzliche Therapie zugelassen.

Die erste Studie wurde von Dr. Pilar Cristancho aus Philadelphia durchgeführt. Hier wurden 15 Patienten mit unipolaren und bipolaren Störungen dieser Impulsgeber eingesetzt. Von dieser Studie musste keiner der Patienten die Therapie abbrechen und es traten keinerlei Nebenwirkungen auf. Sämtliche Teilnehmer konnten nach einem Jahr eine deutliche Verbesserung bemerken.

Der Impulsgeber für den Vagusnerv wird bei diesen Behandlungen den Patienten direkt links unter das Schlüsselbein implantiert. Von einer Elektrode wird der linke Vagusnerv am Hals umwickelt. Von hier aus werden die Impulse an den Hirnstamm und auch ans limbische System weitergeleitet. Durch diesen Impulsgeber werden auch das serotonergen und noradrenergen System stimuliert.

Du kannst neben den verschiedenen Anwendungen und Praxisbeispielen aus dem zweiten Kapitel dieses Buches deinen Vagusnerv auch tappen. Wenn du dich schlecht, niedergeschlagen oder depressiv fühlst, leg dich hin oder nimm eine andere, für dich gemütliche Position ein. Lege dazu deine rechte Hand unterhalb des linken Schlüsselbeins. Nun klopfe leicht von der Schulter außen bis zur Mitte. Du sollst beim Klopfen keinerlei Schmerzen verspüren. Dabei wiederholst du am besten auch ein Mantra wie: "Ich bin glücklich" oder "Mir geht es gut". Stell dir dabei vor, dass dir die Sonne ins Gesicht scheint und dich wärmt. Am besten ist es, wenn dich dabei auch tatsächlich die Sonne anlacht. Du kannst diese Stelle unterhalb des Schlüsselbeins auch sanft und mit kreisenden Bewegungen massieren. Fahre dazu ganz sanft mit der flachen Hand unter das Schlüsselbein. Wichtig ist, dass du dabei nicht mit einem Finger grob bohrst. Alles sollte sich gut und angenehm anfühlen. Es darf kein zu starker Druck ausgeübt werden und Schmerzen dabei sind ein absolutes No-go.

Der Vagusnerv und Angst

Negative Gefühle und Angst bis hin zu Panikattacken kannst du mit gezielter Arbeit mit dem Vagusnerv in den Griff bekommen. Durch sein Zusammenspiel von Gehirn und Organen kannst du deine Angst mit dem Vagusnerv regulieren und deaktivieren.

Gegen Angstzustände kannst du deinen Vagusnerv wunderbar mittels gezielter Zwerchfellatmung aktivieren. Dabei reduzierst du deine negativen Gefühle und wirst merklich ruhiger. Dazu suchst du dir einen ruhigen Ort und legst dich am besten flach hin. Leg nun deine Hände auf deinen Bauch und denke gezielt daran, was dir Angst macht. Wenn du an diese Situationen denkst wirst du bemerken, wie sich dein Magen zusammenzieht und vielleicht sogar rumort. Dadurch wird dir klar, wie eng alleine die Gedanken mit dem Magen und dem Bauch verbunden sind.

Nun atme tief in dein Zwerchfell ein. Dein Bauch hebt sich und soll sich beim Einatmen deutlich aufblähen. Zu den konkreten Atemübungen komme ich später im zweiten Kapitel des Buchs ausführlich. Atme einige Minuten tief ins Zwerchfell ein und aus. Danach legst du deine beiden Hände flach auf deinen Oberbauch. Massiere den oberen Bauch nun sanft mit kreisenden Bewegungen. Drücke aber nicht zu fest und achte darauf, mit kreisenden Bewegungen im Uhrzeigersinn zu massieren. Du kannst dies auch jederzeit im Sitzen durchführen.

Hast du zum Beispiel vor einer Prüfung oder einem Gespräch oder einem Meeting ein unangenehmes Gefühl im Bauch, lege deine Hände auf den Oberbauch und führe sanfte kreisende Bewegungen aus. Dies kannst du wunderbar und unbemerkt auch im Büro machen. Eine bessere und stärkere Wirkung hat die Massage, wenn du sie abends im Bett durchführst und dazu zum Beispiel ein beruhigendes Massageöl verwendest. Hervorragend eignet sich dafür ein ätherisches Lavendelöl. Auch Fichtennadel, Mandarine, Pfefferminze, Weihrauch oder Ylang Ylang haben eine sehr tolle beruhigende Wirkung und stimulieren den Vagusnerv. Achte aber auf eine gute Qualität und verwende dazu bitte nur natürliche, und keine synthetisch hergestellten Öle.

Durch die Zwerchfellatmung und die sanfte Massage stärkst du dein inneres Gleichgewicht. Wenn du unter ständiger Angst leidest und sogar regelmäßig Angstattacken hast, dann solltest du dies zu einer täglichen Routine machen. Beginne am besten den Tag mit dieser Routine und geh auch mit dieser Massage und der Zwerchfellatmung ins Bett.

Notiere in deinem Tagebuch wann du mit diesen Übungen begonnen hast und schreib auch deine Emotionen auf. Vermerke die Verbesserungen und auch, wenn es in manchen Situationen nicht geklappt hat. Dadurch kannst du genau analysieren und vergleichen. Wenn du deine Angst an einem Tag nicht los wirst, kannst du im Tagebuch nachlesen, was du an Tagen, an dem es wunderbar geklappt hat, anders gemacht hast.

Ein kleiner zusätzlicher Tipp zur Stimulation des Vagusnervs in Zusammenhang mit Angst: Versuche auf der linken Seite einzuschlafen. Auch dadurch wird der Vagusnerv auf magische Weise stimuliert und du schläfst besser. Laut zahlreichen Umfragen leiden Menschen, die auf der linken Seite schlafen deutlich seltener unter Albträumen.

Der Vagusnerv - Alzheimer und Demenz

Alzheimer und Demenz kann mittels gezielter und konstanter Stimulation des Vagusnervs vorgebeugt werden. Wenn du dir des Vagusnervs bewusst bist und immer darauf achtest, diesen auch zu aktivieren, sinkt das Risiko, an diesem Leiden zu erkranken. Doch auch für bereits an Demenz oder Alzheimer Erkrankte gibt es Hoffnung, denn einige Studien wurden bereits mittels elektrischen Stimulationen an Demenz Erkrankten durchgeführt.

Auch für diese Studie wurden in Schweden einer dementen Gruppe Elektroden implantiert, welche den Vagusnerv stimulieren. Dies führte dazu, dass sich der Krankheitsverlauf verlangsamte und das Gedächtnis wieder verbessert wurde. Während der Studie wurde eine sogenannte transkutane Behandlung durchgeführt. Das bedeutet, der Vagusnerv wurde durch die Haut stimuliert. Hier konzentrierte man sich auf eine Stimulation im Bereich der Ohren. Durch die spezifisch angesetzten elektrischen Reize konnte die Konzentration erhöht werden. Höhere Bereiche des Gehirns konnten dadurch aktiviert werden. Dies wirkte sich bei den Probanden positiv auf das Gedächtnis aus und auch Krampfanfälle und mit der Krankheit häufig verbundenen Depressionen konnten damit vermindert werden.

Auch kann der Vagusnerv mittlerweile zur Diagnose von Alzheimer verwendet werden. Dr. Florian Metzger befasste sich in Würzburg intensiv mit diesem Thema, denn gerade bei Alzheimer kann eine Früherkennung und eine dementsprechende Behandlung ausschlaggebend für eine wirksame Therapie sein. Durch elektrische Reize werden bekanntlich bestimmte Bereiche im Gehirn aktiviert. Diese können auch daraufhin gemessen werden. Liegt eine Alzheimer Erkrankung vor, so kann eine verzögerte Reaktion auf die Reizungen nachgewiesen werden.

Der Vagusnerv - Kopfschmerzen und Migräne

Migräne ist ein fürchterlicher Zustand und geht über den gewöhnlichen Kopfschmerz hinaus. Neben dem Hämmern an den Schläfen und dem Ziehen und Pochen von der Stirn bis in den Nacken kommen bei Migräne-Attacken meist noch zahlreiche andere Symptome hinzu. Viele leiden unter einer Lichtunverträglichkeit, können es nur in stillen und abgedunkelten Räumen ertragen und müssen sich übergeben. Oft heißt es nur durchbeißen und abwarten, da weder Medikamente noch Behandlungen helfen. Migräne ist tückisch, vor allem dann, wenn man nicht weiß wodurch sie ausgelöst wurde.

Der Vagusnerv und die Stimulation dessen spielen auch beim Umgang mit Migräne und Clusterkopfschmerzen eine wichtige Rolle. Hier können die Stimulationen sowohl vorbeugend als Prophylaxe oder auch akut als Schmerzbehandlung eingesetzt werden. Ob Spannungskopfschmerzen und sogar die typischen Kopfschmerzen nach einer langen Nacht im Club können mit gezielter Aktivierung des Vagusnervs eingedämmt werden. Es kann sogar helfen, vorbeugend den Vagusnerv zu stimulieren, damit die Kopfschmerzen erst gar nicht auftreten.

Wenn du nachdenkst und überlegst, wie viele Medikamente und Kopfschmerztabletten du gegen diese Schmerzen bereits in deinem Leben genommen hast, kann dies zu einem sehr erschreckenden Ergebnis kommen. Ich selbst hatte auch immer einen Blister Schmerztabletten in der Handtasche und im Nachtkästchen, bevor ich die Vagusnerv Methode für mich entdeckt hatte. Durch den Verzicht von Schmerztabletten tust du generell deinem Körper etwas Gutes. Ich habe bemerkt, wie alleine meine Organe aufatmeten und die Nieren wieder besser arbeiten konnten, nachdem die Organe entgiftet wurden.

Ich habe mich nicht nur aus reiner Neugierde so intensiv mit dem Vagusnerv beschäftigt, sondern auch aus einer Not heraus, da ich unter anderem extrem unter meiner Migräne leiden musste. Bei meiner Art von Migräne konnte kein Auslöser gefunden werden und auch sprach ich schlecht auf Therapien an. Als mir ein Arzt von der Vagusnerv-Stimulation mittels feiner elektrischer Ströme erzählte, begann ich mich intensiv damit zu beschäftigen und zu informieren. Für mich war später keine elektronische Stimulation nötig. Alleine durch meine unterschiedlichen manuellen und anderen Möglichkeiten den Vagusnerv zu aktivieren, verschwanden die Kopfschmerzen und Migräne Attacken auf Nimmerwiedersehen.

Gerade bei Kopfschmerzen und der Arbeit mit dem Vagusnerv ist es sehr wichtig, dass du ein Tagebuch führst. So kommst du am schnellsten dahinter, welche Methoden dir am effektivsten helfen und auch wodurch vielleicht deine Kopfschmerzen und deine Migräne ausgelöst werden. Beginne am besten mit einem sogenannten Schmerztagebuch. Hier notierst du nicht nur Tag und Uhrzeit, wann die Schmerzen in welcher Stärke aufgetreten sind. Viel wichtiger ist, dass du zu überlegen beginnst, warum die Schmerzen aufgetreten sind.

Schreib auf, was du zuvor gegessen hast, wie lange du die Nacht zuvor geschlafen hast, was und auch wie viel du getrunken hast.

Häufig ist zu wenig Flüssigkeit ein Auslöser für Kopfschmerzen und ein zusätzlicher Liter gutes Wasser wirkt wahre Wunder. Auslöser können aber auch bestimmte Gerüche oder Düfte sein. Beobachte, welches Parfum bei dir Kopfschmerzen ausgelöst hat, oder ob du eine bestimmte Lotion, einen Insektenspray oder ein Imprägniermittel benutzt hast. Ärger, Stress, Aufregung und Zeitdruck können ebenfalls Migräne und Kopfschmerzen aller Art auslösen. Notiere wirklich akribisch genau alles in deinem Tagebuch. So kannst du später Zusammenhänge herausfinden und diese Situationen in Zukunft vermeiden.

Auch solltest du bei Kopfschmerzen die unterschiedlichsten Methoden ausprobieren, deinen Vagusnerv zu aktivieren. Notiere auch hier genau, welche Methode du angewendet hast, wie diese gewirkt hat und wie du dich dabei gefühlt hast. Gerade Emotionen sind sehr wichtig und können häufig Auslöser oder auch Heiler von Schmerzen sein.

Beim Aktivieren des Vagusnervs gegen Kopfschmerzen und Migräne ist es wichtig, dass die Stimulation auf übergeordnete Hirnzentren einwirkt. So wird weniger Glutamat freigesetzt. Falls du dich jetzt wunderst, ja, der Körper produziert selbst auch Glutamat, welches in übermäßiger Form dieselbe Wirkung wie das Glutamat hat, welches wir zum Beispiel von Fertigprodukten und chinesischem Essen kennen. Auch enthalten viele Lebensmittel natürliches Glutamat. Parmesan ist hierfür besonders bekannt und häufig ein Auslöser für Kopfschmerzen, wenn jemand empfindlich darauf reagiert.

Seit dem Jahr 1997 werden viele Arten von Kopfschmerzen mittels invasiven und nichtinvasiven elektrischen Stimulationen des Vagusnervs behandelt. Die elektronischen Impulsgeber wurden somit vor mehr als zwei Jahrzehnten bereits von der FDA zugelassen. Dennoch informieren wenig Ärzte über diese Möglichkeit. Für Behandlungen mit elektrischen Stimulationen des Vagusnervs existieren auch bereits wissenschaftliche Wirksamkeitsnachweise, sowohl für Migräne, als auch für Cluster Kopfschmerzen und für chronische Kopfschmerzen.

Als Ursache für Migräne wurde eine Ungleichheit zwischen Sympathikus und Parasympathikus herausgefunden. Diese fehlende Balance entsteht meist, wenn der Vagusnerv zu wenig Aktivität aufweist. Somit ist eine regelmäßige Stimulation des Vagusnervs eine tolle Prophylaxe dafür, dass dir Kopfschmerzen und Migräne in Zukunft nicht mehr das Leben vermiesen können.

Vielleicht machst du es bereits intuitiv. Sobald sich Kopfschmerzen ankündigen, werden bestimmte Körperteile, meist im Gesicht, stimuliert und massiert. Du kannst die Ohren mit den Fingern leicht reiben und auch Massagen im Bereich des dritten Auges und an der Nasenwurzel stimulieren den Vagusnerv und schaffen dir Erleichterung. Wenn du häufig unter Kopfschmerzen leidest, achte jedoch darauf, dass du sämtliche Methoden aus meinem Praxisteil anwendest. Du musst das Thema Vagusnerv immer als großes Gesamtes sehen und es ist wichtig, dass du deinen Vagusnerv immer gut behandelst und pflegst.

Der Vagusnerv - Rheumatische Arthritis und Fibromyalgie

Damit unser Körper gesund bleibt, muss das Immunsystem stark sein und gut funktionieren. Hast du jedoch ein über-reaktives Immunsystem, so ist dies ebenfalls schlecht, denn dies ist der Auslöser für zahlreiche Autoimmunerkrankungen. Diese Autoimmunreaktionen führen dazu, dass sich der Körper selbst angreift. Im Körper entstehen Entzündungen oder Nervenleiden und es kommt zu Schwellungen, Stauungen, Schmerzen und mehr.

Bei der Fibromyalgie handelt es sich um eine Krankheit, die zahlreiche unangenehme Symptome mit sich bringt. Fibromyalgie ist keine entzündliche Krankheit. Bei dieser Art von Weichteilrheuma sind Nervenbahnen gestört und es kommt zu Schmerzen im gesamten Körper, Müdigkeit, Erschöpfung und Schlafstörungen. Neben vielen anderen Auslösern kann die Ursache eine Dominanz des Sympathikus sein. Wird nun die Parasympathikus Seite aktiviert und der Vagusnerv aktiviert, so kann diese Dominanz reduziert und beide Seiten wieder in Balance gebracht werden.

Um hier die Symptome zu vermindern und die Schmerzen zu lindern muss auf die Neurotransmitter Rezeptoren für Acetylcholin angestrebt werden. Diese weisen eine entzündungshemmende Wirkung auf und dies kann durch die gezielte Stimulierung des Vagusnervs erlangt werden. Im August 2014 wurde bereits zu diesem Thema eine Studie im Best Practice & Research Clinical Rheumatology Magazin veröffentlicht. Bei dieser Veröffentlichung wurde auf die Auswirkung des Vagusnervs eingegangen, der im Verlauf der Studie bei den Probanden immer wieder eingeschaltet und ausgeschaltet wurde.

Es wurde bewusst der Vagus Tonus bei den Probanden niedrig gehalten und anschließend wieder stimuliert. Sowohl Entzündungen, als auch Nervenleiden wurden bei aktiviertem Tonus nachweislich verbessert. Der weitere Fortschritt diverser Krankheiten konnte durch aktivierte Vagusnerven vermindert und in vielen Fällen gestoppt werden. Dies geschieht dadurch, da neuronale Reflex Kreisläufe die Ausschüttung von Zytokinen regulieren. Dadurch wird das sogenannte homöostatische Gleichgewicht wieder hergestellt.

Der Vagusnerv - Diabetes und Zucker-Dysregulation

Diabetes, die Krankheit die landsläufig auch als Zuckerkrankheit bezeichnet wird, wird unter anderem durch eine dauerhaft falsche und vor allem ungesunde Ernährung ausgelöst. Zudem besteht ein Zusammenhang zwischen einem überaktiven Sympathikus und Diabetes. Auch wurde bei diversen Studien eine verminderte Aktivität des Vagusnervs festgestellt werden. Diabetes und Zucker-Dysregulationen hängen somit ebenfalls eng mit einer Dysbalance von Sympathikus und Parasympathikus zusammen. Menschen ohne Diabetes weisen eine bedeutend höhere vagale Aktivität auf.

Anhand einer niedrigen Vagusnerv Aktivität kann auch eine Früherkennung von Diabetes und verwandten Krankheiten durchgeführt werden. Diese Frühdiagnose kann gestellt werden, wenn das Serum Insulin als auch das Serum Glukose proportional zur Aktivität des Vagusnervs stehen.

Der Vagusnerv - Allergien und Asthma

Auch bei diesen Krankheiten, egal ob Kontaktallergien, Lebensmittelallergien, Heuschnupfen, Asthma und mehr, konnte ein Zusammenspiel von allergischen Reaktionen und einem nicht aktiven Vagusnerv festgestellt werden. Wenn du an einer oder mehreren dieser Allergien leidest, so ist es auf jeden Fall sinnvoll, den Vagusnerv zu aktivieren. Wenn du an allergischen Reaktionen leidest, immer wieder Ausschläge, Juckreiz, angeschwollenen Lymphdrüsen, Atemprobleme, Hustenreiz und mehr auftreten, dir jedoch noch keine Allergie konkret diagnostiziert wurde, ist es um so wichtiger, dass du wieder zu deinem schon öfter erwähnten Tagebuch greifst.

Ein Allergietagebuch kann dir viel Aufschluss darüber geben, wodurch deine Reaktionen ausgelöst wurden. Notiere immer konkret, wann ein Ausschlag oder ein kratziger Hals auftritt. Schreib in dein Tagebuch was du gegessen, welchen Weichspüler oder welches Waschmittel du verwendet hast oder welche Tiere dir begegnet sind und welche Pflanzen gerade blühen. So kannst du dir so manchen aufwendigen Allergietest sparen. Du musst nur konsequent dein Tagebuch verwenden. Das bedeutet wirklich nur einen kleinen Aufwand.

Nun beginnst du auch mit der Aktivierung deines Vagusnervs und notierst sämtliche Veränderungen, die sich bemerkbar machen. Arbeite sämtliche Punkte meines Praxisteils durch und achte sowohl auf deine Ernährung, als auch auf einen niedrigen Stress-Level. Kombiniere die Methoden den Vagusnerv zu aktivieren und arbeite mit Meditation, Massage, Yoga, Kältetherapie, aber auch Gesang, Atemtechnik und auch Achtsamkeit dir und anderen Gegenüber. Dies alles sind Faktoren, die für einen guten Vagus Tonus verantwortlich sind. Im zweiten Teil des Buchs habe ich für dich sehr viele Beispiele und Anweisungen für die einzelnen Techniken vorbereitet. Ein kleiner Tipp am Rande: Bereits unsere Großeltern waren überzeugt davon, dass Lachen die beste Medizin sei. Und tatsächlich ist es so, dass auch durch Lachen der Vagusnerv stimuliert wird. In diesem Sinne, geh lachend durchs Leben und viele Krankheiten werden wie durch Zauberhand verschwinden.

Der Vagusnerv - Fehlfunktionen des Verdauungssystems

Bei diesen Problemen kommt es vor allem darauf an, deinen Vagusnerv mit einer guten und gezielten Ernährung zu unterstützen. Durch eine Aufnahme von hochwertigen Fetten, einer gesunden und ausgewogenen ketogenen Diät und intermittiertem Fasten, also Intervall Fasten, unterstützt du deinen Vagusnerv ebenfalls sehr gut. Natürlich reicht dies alleine nicht aus und du solltest auch zu Massagen, Yoga oder anderen Methoden greifen, die sich ebenfalls positiv auf die Aktivität deines Selbstheilungsnervs auswirken. Auch hier findest du genügend Anleitungen und Inspiration im Praxisteil des Buchs. Egal ob du unter einem nervösen Magen, Durchfall oder Verstopfung, Dysbiose oder dem Leaky Gut Syndrom leidest - immer kann eine Stimulierung deines Vagus Nervs für rasche Linderung sorgen.

Auch entzündlich bedingte Darmerkrankungen kannst du mit Hilfe deines Heilnervs in den Griff bekommen. Wie du ja bereits zu Beginn gelesen hast, zieht sich der Vagusnerv vom Gehirn bis zum Darm und verrichtet auch dort seine Aufgaben. Er reguliert, sendet Informationen und ist für Neurotransmitter verantwortlich. Der Vagusnerv arbeitet gerade im Darm sehr eng mit dem Immunsystem und dem Verdauungssystem zusammen. So ist er hier zum Beispiel auch ein Impulsgeber dafür, wenn du etwas gegessen hast, das nicht mehr so frisch war. Er hilft mit als Warnsignal und sendet Informationen an dein Gehirn weiter.

Je nach Stärke und Grad der Darmerkrankungen gibt es die Möglichkeit, den Vagusnerv elektronisch mittels Implantat zu stimulieren, oder auch mit Massage, Yoga, Ernährung und vielem mehr zu arbeiten. Vergiss auch hier nicht, dass ein Tagebuch eine tolle Unterstützung ist und dir die Möglichkeit gibt, zu vergleichen, den Überblick zu behalten und Fortschritte besser zu bemerken.

Der Vagusnerv - Tinnitus

Bei Tinnitus handelt es sich um ein permanentes Geräusch im Ohr. Es kann sich dabei um ein Klingeln, Surren oder andere Geräusche in unterschiedlichen Tonhöhen und Lautstärken handeln. Tinnitus ist sehr gemein, da man diese Krankheit von außen nicht sehen kann. Deine Mitmenschen bemerken nicht, dass du leidest, während der andauernde Geräuschpegel dir regelrecht den letzten Nerv zieht. Tinnitus ist eine Erkrankung, für die es bis jetzt kaum effiziente Methoden zur Heilung und Therapien gibt. Ob Medikamente oder Therapien mit Blutegeln, CBD und vieles mehr - manche Patienten durchlaufen einen regelrechten Dschungel ohne wirkliche Erleichterung zu erfahren.

Wenn du unter Tinnitus leidest fühlst du dich garantiert oft hilflos und alleine gelassen. Doch es wird dich überraschen, dass etwa 10% bis 15% der gesamten Bevölkerung unter dem Klingeln im Ohr leiden. Doch erst seit kurzen hat man mit Studien begonnen, den Zusammenhang zwischen Tinnitus und dem Vagusnerv zu erforschen. Erste Studien haben ergeben, dass durch gezielte Stimulation des Vagusnervs der Tinnitus zumindest um 50% reduziert werden konnte. Neben der positiven Auswirkung auf mögliche Entzündungen, die der Auslöser für Tinnitus sein können, ist auch die Reduktion von Stress ein wichtiger Faktor, der für das Verschwinden der Geräusche im Ohr verantwortlich sein kann.

Der Vagusnerv - sympathische Reflexdystrophie und komplexes regionales Schmerzsyndrom

Hierbei handelt es sich um neurologisch, orthopädisch, traumatologische Erkrankungen. Diese Krankheiten treten nach Operationen, Entzündungen und Traumata auf. Sie macht sich durch Durchblutungsstörungen, Ödeme, Hautveränderungen, Schmerzen und schließlich Funktionseinschränkungen bemerkbar. Sämtliche Krankheiten rund um CRPS und Co lassen sich durch einer Wiederherstellung der Balance des zentralen Nervensystems und eine

Behandlung des Vagusnervs gut behandeln. Durch den aktivierten Vagusnerv wird sowohl das Immunsystem gestärkt, aber auch das Schmerzempfinden reguliert.

Der Vagusnerv - Herzerkrankungen und Herzversagen

Immer noch sind Herzerkrankungen und Herzversagen die häufigste Todesursache in der westlichen Welt. Die Schulmedizin hat sich auf diesem Gebiet in den letzten zwei Jahrzehnten enorm gesteigert und durch rasche Behandlungen und chirurgische Eingriffe können viele Leben gerettet und verlängert werden. Laut einer Studie aus dem Jahre 2013 beginnt jedoch jetzt ein Umdenken, dass auf lange Sicht nicht nur an medizinischen Interventionen gearbeitet werden muss, sondern vor allem die Prophylaxe auf diesem Gebiet immens wichtig ist.

Hier möchte man nun und auch in der Zukunft vermehrt auf die Stimulation des Vagusnervs setzen. Dadurch soll vor allem die Aktivität der Sympathikus herabgesetzt werden, der Stresslevel reduziert werden und Heilungsprozesse aktiviert werden. Auch hier also spielt der Vagusnerv und die Balance zwischen Sympathikus und Parasympathikus im autonomen Nervensystem eine große Rolle.

Der Vagusnerv - Süchte und Abhängigkeiten

Süchte gibt es zahlreiche und egal ob du die Finger nicht von Alkohol, Zigaretten, Drogen, Medikamenten oder Schokolade lassen kannst, alle Süchte haben eines gemeinsam - dein Gehirn ist so programmiert, dass kaum andere Gedanken als nur das Objekt der Begierde zugelassen werden. Sich von Süchten zu befreien ist nicht wirklich einfach, das wissen wir alle, wenn wir bereits an einer kurzen Diät scheitern, bei der wir lediglich auf Zucker verzichten sollten. Doch wenn wir uns ehrlich sind, ist Zucker eigentlich die stärkste Droge und auf Dauer nicht weniger gefährlich als Alkohol oder Nikotin.

Wenn du auf dem besten Weg bist und eine Unterstützung bei deiner Entziehung benötigst, kann auch hier eine Arbeit mit dem Vagusnerv stark helfen. Es hilft beim Stressabbau, unterstützt die Heilung sowohl psychisch als auch physisch und bringt das Nervensystem wieder in Balance. Auch bei Süchten ist es immer sinnvoll zusätzlich zur Behandlung und Therapie ein Tagebuch zu führen. Nicht nur die Erfolge sollten hier verzeichnet werden. Hier notierst du auch Situationen, in welchen der Drang und die Sucht besonders schlimm auftreten.

Der Vagusnerv - Autismus

Unfähigkeit von sozialen Interaktionen, immer wiederkehrende stereotype Handlungen, eine spezielle Art der Wahrnehmung und limitierte Kommunikation sind nur einige der Symptome bei Autismus. Das zentrale Nervensystem und auch das Immunsystem spielen bei dieser Erkrankung eine große Rolle. Genau hier tritt auch wieder der Vagusnerv zum Vorschein, denn auch er verbindet beide Systeme und kann durch gezielte Aktivierung manche Symptome vermindern.

Speziell Anfälle, die typischerweise bei Autismus auftreten, konnten bei zahlreichen Studien durch elektrische und auch manuelle Stimulation des Vagusnervs vermindert werden. Diese Therapie kann bereits bei Kindern sehr gut angewendet werden und zeigte laut Studien auch bei jungen Patienten die größeren Erfolge.

Der Vagusnerv - Essstörungen

Ob Magersucht oder Esssucht, Bulimie und anderen Essstörungen, immer spielt das autonome Nervensystem eine große Rolle. Wie bei anderen psychischen Erkrankungen und auch Depressionen kann hier die Stimulation des Vagusnervs eine große Unterstützung sein. Vor allem die Therapie-Elemente wie Massage, Yoga und Meditation, aber auch Atemtechnik und Autosuggestionen sind bei diesen Erkrankungen sehr effektiv.

Der Vagusnerv - psychische Störungen

Vagusnervstimulationen sind vor allem bei jenen Patienten effektiv, welche eine Resistenz für andere Therapien entwickelt haben oder aus bestimmten Gründen nicht medikamentös behandelt werden können. Auch bei Therapien, bei welchen Medikamente zum Einsatz kommen, ist begleitend eine Vagusnerv Aktivität sehr ratsam.

Ob übermäßige Schuldgefühle, ein schwaches Selbstbewusstsein, Zwangsstörungen, Panikattacken oder Zwangshandlungen und Belastungsstörungen - sämtliche dieser psychischen Erkrankungen werden in den meisten Fällen durch negative Emotionen oder Erlebnissen ausgelöst. Die Patienten erfahren hier eine gestörte Wahrnehmung der Realität, in welcher Form auch immer. Alles hängt eng mit den Nervenbahnen zusammen. Daher greift auch hier der Vagusnerv wieder hervorragend.

Immer mehr Therapeuten greifen heute schon zu den sogenannten modernen Stimulationsverfahren. Die Vagusnerv Stimulation gilt als Weiterentwicklung der Elektrokonvulsionstherapie. Doch es muss nicht immer ein Vagusnerv Schrittmacher sein, der operativ eingesetzt wird. Auch bei psychischen Erkrankungen und Belastungsstörungen helfen Übungen, die den Vagusnerv auf natürlichen Weg fit und aktiv halten.

Der Vagusnerv - Gedächtnisstörungen

Der Nervus Vagus kann dir auch bei Gedächtnisstörungen helfen. Auch bei älteren Menschen, die altersbedingt unter Gedächtnisverlust leiden, sind regelmäßige Stimulationen des Vagusnervs sehr ratsam. Hier können in besonders schweren Fällen ebenfalls Impulsgeber implantiert werden. Doch vorbeugend und auch bei ersten Anzeichen sind meine Praxisübungen aus dem zweiten Teil des Buchs absolut ausreichend. Du musst dir immer vorstellen, dass es sich beim Vagusnerv um einen Nerv handelt, der zwar immer da ist. Wird er jedoch nicht aktiviert und stimuliert, dann verkümmert er wie ein Muskel. Je mehr du für diesen Selbstheilungsnerv sorgst, um so mehr kannst du von ihm profitieren.

Der Vagusnerv - die Wechseljahre

Die Menopause bleibt bei keiner Frau aus und die einen sind härter davon betroffen als die anderen, aber in der Regel spürt sie jeder auf eine unangenehme Art und Weise. Symptome machen sich sowohl körperlich, als auch seelisch bemerkbar. Wechseljahr-Beschwerden machen sich zum Beispiel durch Herzrasen, Hitzewallungen, Nervosität, Stimmungsschwankungen, Depressionen, Müdigkeit, Lethargie, Schwindel, Kopfschmerzen, Gelenksschmerzen, Muskelschmerzen, Schweißausbrüche und vieles mehr bemerkbar. Diese Beschwerden werden durch Störungen des vegetativen Nervensystems ausgelöst. Das bedeutet, auch wenn man sich nicht gehen lassen möchte und sehr darauf achtet, sich nichts anmerken zu lassen, diese Störungen lassen sich willentlich kaum beeinflussen.

Doch Frau muss nicht schweigend leiden, auch hier gibt es Kniffe, Tipps und Tricks, welche sich positiv auf Wechseljahrbeschwerden auswirken. In früheren Zeiten wurden Medikamente verschrieben und nicht selten bekamen Frauen heftige Psychopharmaka verabreicht. Diese helfen zwar gegen psychische Leiden, erleichtern kurzfristig die Tage, haben jedoch auch enorme Nebenwirkungen, können abhängig machen und auf lange Sicht noch mehr Probleme schaffen.

Am wirkungsvollsten sind hier Massagen, die den Vagusnerv stimulieren. Diese kannst du auch bequem selbst ausführen, aber auch zu einem Ritual mit deinem Partner machen. Gerade während der Menopause kann dies zusätzlich neuen Schwung in Beziehungen bringen und die neu erwachte Nähe ist zusätzlich positiv für Beschwerden seelischer Art. Auch alle anderen Methoden den Vagusnerv zu stimulieren sind gut gegen Wechseljahrbeschwerden, egal ob lachen, Yoga oder Atemtechniken, doch Massagen sind hier die beste Wahl.

Zusätzlich solltest du auch hier ein Tagebuch führen. Trage zum Beispiel täglich dein Befinden ein. Wodurch wurde es ausgelöst, was hast du versucht, dagegen zu unternehmen und wie gut hat es geklappt. So kannst du immer vergleichen und auch nach einiger Zeit ein Muster erkennen, warum zum Beispiel depressive Stimmungen wie aus dem Nichts auftauchen. Meist kommst du dahinter, dass für alle Leiden und für alles Unbehagen ein Auslöser vorhanden ist. Auch wenn du jetzt sagst, das merkst du dir auch so. Glaube mir, wenn du es nicht notierst, dann vergisst du die Zusammenhänge. Ein Eintrag in dein Tagebuch kostet dich nur wenige Minuten, bringt aber am Ende des Tages eine ganze Menge.

Der Vagusnerv - Gemütsstörungen

Wie bei den Wechseljahrbeschwerden helfen auch bei Gemütsstörungen Massagen sehr gut, die den Vagusnerv stimulieren. Egal ob du unter Stimmungsschwankungen, Jähzorn oder Trauer leidest, wird dein Vagusnerv aktiviert, so gleicht sich auch dein Gemüt wieder aus. Häufig leiden auch ältere Menschen, oder chronisch Kranke unter Gemütsstörungen. Dies bringt der andauernde Schmerz oder die schwindende Mobilität mit sich. Wenn du zum Beispiel einen älteren Familienangehörigen pflegst, dann sind Massagen zur Stimulation des Vagusnervs ein ganz tolles Mittel, um für alle die Situation erträglicher zu machen.

Der Vagus Nerv - Multiple Sklerose

Gerade die berühmt berüchtigte Fatigue ist ein typisches Symptom bei Multipler Sklerose. MS ist eine autoimmune, chronische und entzündliche neurologische Erkrankung, die sich mit facettenreichen Symptomen zeigt. Diese Krankheit greift die Nervenzellen des zentralen Nervensystems an. Es kommt sehr häufig zu massiven Erschöpfungszuständen, die das Leben der Betroffenen massiv einschränken.

Auch hier spielt der Vagusnerv eine große Rolle und hilft bei der vegetativen Kontrolle mit. Daher ist es gerade bei dieser Art von Krankheiten so wichtig, nicht nur auf die Schulmedizin zurückzugreifen, sondern auch alternative Behandlungen zu versuchen. Bei MS kann die ganze Palette der Methoden angewendet werden, um den Vagusnerv zu stimulieren.

Der Vagusnerv - traumatische Hirnverletzungen

Gerade nach traumatischen Hirnverletzungen ist es wichtig, den Körper wieder in absoluten Einklang zu bringen. Meist sind nach diesen Verletzungen in vielen Bereichen Beeinträchtigungen bemerkbar. Ob körperliche Defizite, Sprachstörungen oder auch Schmerzen, Entzündungen und Stimmungsschwankungen machen sich bemerkbar.

Auch hier kannst du wunderbar mit deinem Selbstheilungsnerv arbeiten. Der Vagusnerv bringt Körper, Geist und Seele in Einklang und wirkt besonders gut durch das ausbalancierte Gehirn-Körper-Verhältnis. Auch bei weniger drastischen aber unangenehmen Verletzungen wie zum Beispiel eine Gehirnerschütterung kann die Aktivierung des Vagusnervs mittels gewissen Übungen sehr effektiv sein. Hier sind vor allem ruhige Methoden wie Atemübungen, Yoga und Massagen zu bevorzugen.

Der Vagusnerv - das chronische Müdigkeitssyndrom

Dieser Punkt wurde schon relativ gut unter der Kategorie Multipler Sklerose beschrieben. Vor allem mit den Techniken der Zwerchfellatmung lässt sich hier der Vagusnerv sehr effektiv stimulieren und hilft dir das chronische Müdigkeitssyndrom zu bekämpfen. Aber auch die Kältetherapie ist bei diesem Leiden sehr empfehlenswert und wurde in einigen Studien positiv ausgewertet.

Der Vagusnerv - Krebs

Dies ist ein sehr komplexes Thema und beinahe jede Krebsart muss hier separat betrachtet werden. Gute Forschungen gibt es zum Beispiel bei Magenkrebs und dem Vagusnerv. Hier wurde früher der Vagusnerv mit Botox behandelt, um die Ausbreitung der Krebszellen zu unterdrücken.

Krebszellen entstehen wie Entzündungen spontan in unserem Körper. Meist Tumornekrosefaktoren oder auch proinflammatorische Proteine wie Interleukin 6 daran beteiligt. Gesunde Zellen werden angegriffen, manipuliert und sogar umgebildet. Hier kann der Vagusnerv in Aktion treten und den Organismus dabei unterstützen, mögliche Entzündungs- und Krebszellen wieder unter Kontrolle zu kriegen. So können die Krebszellen oder Entzündungsherde ihre schädliche Wirkung nicht entfalten und sich nicht vermehren.

Nach einer schlimmen Diagnose ist es immer besonders wichtig, nicht nur auf die körperliche, sondern auf die psychische Gesundheit zu achten. Ob es jetzt die Diagnose Krebs ist oder eine andere vermeintlich unheilbare Krankheit - jetzt ist es wichtig, dass du aktiv wirst. Vor allem solltest du dich schnellstens von dem Begriff unheilbar oder tödlich verabschieden. Diese komme nur in der Schulmedizin vor und können für manchen, der seelisch labil ist, auch tatsächlich der Todesstoß sein.

In der Naturheilkunde und der alternativen Medizin gibt es diese Ausdrücke nicht. Natürlich ist es so, dass wir alle sterblich sind und niemand lebt für immer. Auch können manche Krankheitsverläufe bitter enden, doch mit einer Diagnose alleine ist dies lange noch nicht gesagt. Alleine in meinem Freundeskreis leben heute noch Männer und Frauen, die sich laut Schulmedizin bereits vor 10 Jahren verabschieden sollten. Auch ich selbst habe mit einer Fülle an Therapien aus dem alternativen Bereich meinen Krebs unter Kontrolle. Natürlich ist dazu nicht nur eine Aktivierung des Vagusnervs nötig, jedoch trägt er in großem Maße seinen Anteil dazu bei.

Durch sämtliche Übungen und Methoden die ich auch in diesem Buch beschreibe hat mir der Vagusnerv geholfen, immer einen kühlen Kopf zu bewahren und nicht in ein tiefes Loch zu fallen. Er hat mir geholfen Schmerzen zu beseitigen, zu entspannen und positiv ins Leben und nach vorwärts zu blicken. Und genau dies ist das Wichtigste. Nur durch eine positive Einstellung können die Selbstheilungskräfte aktiviert werden. Du kannst die beste Medizin nehmen, alle Therapien ausprobieren, wenn du aber im tiefsten Inneren nicht an eine Heilung glaubst, dann ist es sinnlos.

Eine positive Einstellung kannst du aber nur haben, wenn du halbwegs schmerzfrei und auch mental stark bist. Und genau hier kommt wieder der Vagusnerv zum Einsatz. Es ist somit ein Kreislauf, der keinen Anfang und kein Ende besitzt. Wohlbefinden und Heilung sind von vielen Faktoren abhängig und gehen Hand in Hand. Bist du davon überzeugt, dass dir eine Therapie gut hilft, dann wird sie auch ansprechen. So verschwinden Schmerzen und Beschwerden. Du wirst gelassener, entspannter und mental stärker. Das wiederum ist verantwortlich dafür, dass die nächsten Behandlungen noch besser anschlagen.

Der Vagusnerv - Tiere

Bei Tieren beginnt der Vagusnerv in der inneren Schädelhöhle. Er geht weiter über den vorderen Hals. Hier verzweigt er sich und vereinigt sich mit dem Nervus Depressor, der bei Menschen nicht vorkommt. In der Höhe des Brusteingangs trennen sich beide wieder und der Depressor zieht weiter zur Aorta. Hier werden die Informationen bei Tieren in der Aortenwand transportiert. Beim Menschen verlaufen diese Rezeptoren direkt im Vagusnerv. Doch auch wenn der Verlauf des Vagusnervs bei Mensch und Tier etwas unterschiedlich ist, so wirkt er sich bei beiden ähnlich aus. Auch lassen sich Krankheiten und Leiden von Tieren ebenso durch Stimulation des Vagusnervs lindern.

Sowohl bei Verdauungsbeschwerden, als auch bei psychischen Krankheiten, Stress, Angst und auch Schmerzen kannst du deinen Vierbeiner mit Massagen und unterschiedlichen Übungen behandeln. Craniosakral Therapie greift auch bei Hund, Katze und Maus ausgezeichnet, die bekanntlich ja zum Großteil auf Stimulation des Vagusnervs aufgebaut ist.

Wenn du deine Vierbeiner streichelst und massierst und somit den Vagusnerv der Tiere aktivierst, hat dies einen tollen Nebeneffekt. Es ist auch für dich selbst immens beruhigend. Wissenschaftliche Studien haben erwiesen, dass diese Berührungen sowohl Mensch als auch Tier gleichermaßen gut tun. So heißt es ja auch, dass man sich in Zeiten schwerer Krankheiten oder psychischen Belastungen ein

Haustier zulegen sollte. Das Kümmern um ein Lebewesen, die meditativen Bewegungen beim Streicheln und die bedingungslose Liebe des Tiers helfen dir dabei, deine Selbstheilungskräfte auf subtilem Weg zu unterstützen. Das Kümmern um ein anderes Lebewesen spricht auch den Vagusnerv an und stimuliert ihn, ohne großen und merkbaren Aufwand.

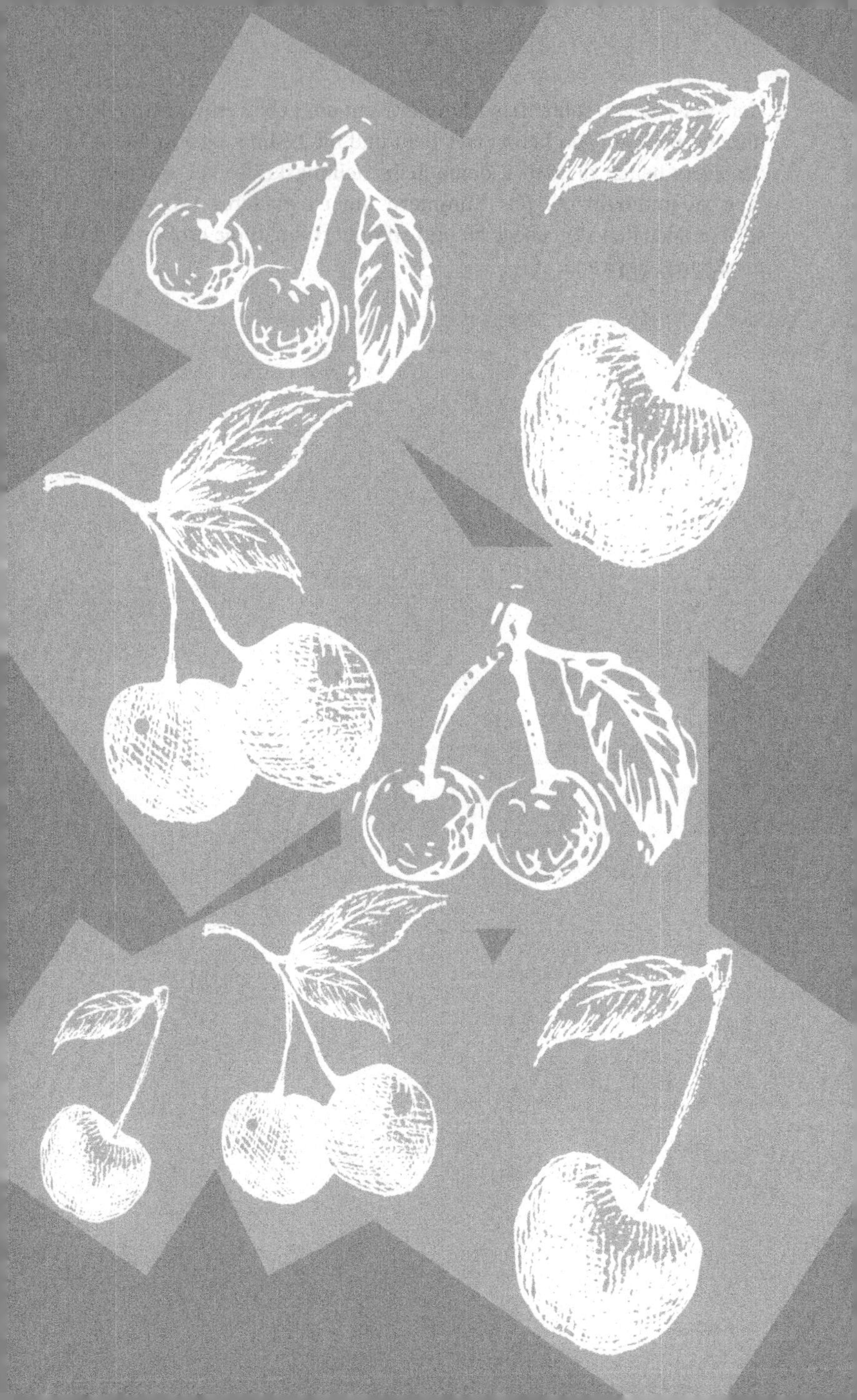

- KAPITEL DREI -

Teil 2: Praxis – Vagusnerv aktivieren und nutzen

IM ERSTEN TEIL DES BUCHES habe ich dich mit ziemlich viel trockener Materie überschüttet. Das ist zwar etwas mühsam zu lesen, dennoch sehr wichtig, um später ein bisschen besser die Zusammenhänge zu verstehen. Im zweiten Teil nun aber kannst du dich gemütlich zurücklehnen und genießen. Dieser Abschnitt ist einfacher zu lesen und zu verstehen, denn hier geht es ausschließlich um die Methoden, wie du deinen Vagusnerv behandeln und aktivieren kannst.

Im letzten Abschnitt hast du auch von einige Krankheiten und Anwendungsgebieten erfahren, die du mittel des Vagusnervs lindern oder sogar heilen kannst. Es gibt aber noch Hunderte von Krankheiten mehr, die sehr gut auf Stimulationen des Vagusnervs ansprechen. Egal worunter du heute leidest, versuche einfach einige der nachfolgenden Methoden und wahrscheinlich wirst du rasch bemerken, wie gut es dir tut.

Bevor du mit den Übungen beginnst wäre es ratsam, wenn du dir ein Tagebuch anlegst. Ich habe dir bei manchen Abschnitten dieses Tagebuch bereits ans Herz gelegt. Ich wiederhole es immer wieder, einfach weil es in meinen Augen so wichtig ist. Ich selbst arbeite auch heute noch mit meinem Tagebuch und notiere mir, wenn zum Beispiel spontan eine Migräne auftritt, wie lange der Schmerz nach einer bestimmten Atemübung anhält, oder wenn ich unter undefinierbaren Ängsten leide.

Auch wenn ich bereits jahrelang mit dem Vagusnerv arbeite. Wir alle sind menschlich und auch ich habe immer wieder mit Krankheiten, Unbehagen, Ängsten oder ähnlichem zu leiden. Das gehört einfach zum Leben dazu. Ich habe für mich nur eine Methode gefunden, um mit allem Negativen optimal umzugehen. Das bedeutet, dass mich diese negativen Geschichten nicht mehr länger behindern. Ich habe gelernt damit umzugehen und sie so rasch als möglich zu beseitigen. Sobald du auch gelernt hast, wie du deinen Vagusnerv optimal aktivierst, hast auch du dieses wunderbare Werkzeug, das dir dein Leben in so vielen Situationen erleichtern kann.

Der Vagusnerv und die Medizin

Beim Vagusnerv handelt es sich um etwas Reales. Das bedeutet, er spielt auch in der Medizin eine große Rolle. Auch wenn er unter anderem den Namen Selbstheilungsnerv trägt, der eher auf Esoterik oder Naturheilkunde schließen ließe, so ist der Vagusnerv sowohl in der Medizin, als auch in der alternativen Heilkunde vertreten. In der sogenannten Schulmedizin wird der Vagusnerv als Gegenpol des Sympathikus behandelt.

Er ist Bestandteil des regulativen, vegetativen und autonomen Nervensystems. Durch den Vagusnerv wird es uns ermöglicht, auch unsere inneren Organe zu spüren. Dies ist in der Regel ja nicht so einfach. Schlagen wir uns das Knie auf, so bemerken wir dies nicht nur durch den Schmerz, sondern sehen die Schrammen und das Blut, oder wir haben Schwierigkeiten zu gehen. Haben wir jedoch etwas Falsches oder Fettes gegessen und dadurch Galle, Leber oder den Magen beleidigt, so ist dies nicht offensichtlich bemerkbar. Die inneren Organe aber senden nun einen Warnhinweis über den Vagusnerv an unser Gehirn.

Über den Vagusnerv ist es uns aber auch umgekehrt möglich, den inneren Organen etwas Gutes zu tun. Bei einem Muskelkater ist es einfach. Du gönnst dir vielleicht eine Massage, reibst die schmerzenden Stellen mit Kräuterbalsam ein oder gehst in die Sauna. Mittels speziellen Maßnahmen wie Massage, Atemübungen, Kältetherapien oder Yoga kannst du den Vagusnerv dahingehend aktivieren, dass sich das angenehme Gefühl und die Beruhigung auch auf die inneren Organe schlägt.

Mit der Stimulation des Vagusnervs trainierst du eine neue Art der Körper- und Organbewusstheit. Du arbeitest an deinem Bauchgefühl und deinem Bauchgehirn. Du bringst so Körper, Geist und Seele in Einklang und balancierst deinen gesamten Organismus aus. Medizinisch ist der Vagusnerv in der Anatomie nachweisbar. Er weist eine biologische und physikochemische Physiologie auf und hat in unserem Körper eine komplexe Wirkung. Da jedoch nicht alle Bereiche und Wirkungen des Vagusnervs durch Studien belegt sind, bewegen sich bestimmte Bereiche immer noch in einer Grauzone.

Auch dadurch, dass man bei vielen Methoden noch nicht weiß, wie und warum sie wirken, ist der Übergang von Schulmedizin, Wissenschaft, Naturheilkunde und Esoterik in Bezug auf den Vagusnerv nahezu übergangslos. Dennoch wird kein Arzt die Wirkung des Vagusnervs bezweifeln oder leugnen. Der Vagusnerv vermittelt Informationen zwischen dem Bewusstsein, dem Gehirn und den Organen.

Der Vagusnerv und die Wissenschaft

Zum Thema Vagusnerv existieren zahlreiche wissenschaftliche Studien. Viele davon belaufen sich auf Studien mit elektronischen Impulsgebern. An der Universitätsklinik in Bonn wurde eine Vagusnerv Stimulation mit zehn Probanden durchgeführt, die bereits seit mehr als zwei Jahren unter schweren Depressionen litten und die auf keinerlei andere Therapien angesprochen hatten.

Auch für den Bereich Parkinson und Epilepsie bestehen zahlreiche Studien. Sehr erfolgsversprechende wissenschaftliche Studien wurden dazu in Baltimore in Amerika durchgeführt. Im Vergleich zu üblichen Behandlungen über einen Zeitraum von etwa fünf Jahren konnten mit Vagusnerv Stimulation mehr als doppelt so viele Patienten in Remission gehen. Auch ohne weitergehende Therapie blieben nach Vagusnerv Therapien die Patienten doppelt so lange beschwerdefrei. Während Patienten mit konventionellen Therapien nach sieben Monaten wieder Beschwerden verzeichneten, waren es bei der Kontrollgruppe mit Vagusnerv Therapie zwölf Monate, bis die Patienten wieder depressive Schübe erlitten.

Der Vagusnerv in der Naturheilkunde

Naturheilkunde oder alternative Therapien unterscheiden sich von der Schulmedizin insofern hier keinerlei Pharmazeutika verwendet werden. In der Naturheilkunde gibt es keine operativen Eingriffe und sämtliche Krankheiten werden auf natürliche Art und Weise, mit hauptsächlich Schätzen aus der Natur behandelt. Doch auch Massagen, Akupunktur, Atemtechniken, Meditation und mehr zählen zur

Naturheilkunde.

Auch in der Naturheilkunde spielt der Vagusnerv eine große Rolle. Hier wird er vor allem als Ruhenerv bezeichnet, der als Regulator der inneren Organe gilt. In der Naturheilkunde konzentriert man sich auf die vegetativen Eigenschaften des Ruhenervs. Man konzentriert sich hier auf Emotionen, Geschmacksempfindungen und auch auf das Berührungsempfinden, doch auch die motorischen Steuerungen, die dieser Nerv übernimmt, werden nicht außer Acht gelassen.

Ruhenerv heißt der Vagusnerv in der Naturheilkunde nicht, weil er Ruhe schenkt, sondern erhielt seinen Namen daher, da er als überwiegend nachtaktiver Nerv bezeichnet werden kann. Er wirkt beruhigend und regulierend auf die Atmung und das Herz und fördert die Verdauung.

Ein wichtiger Punkt mit welchem in der Naturheilkunde gearbeitet wird ist die Haltung. Durch viele Haltungsschäden werden Nerven eingeklemmt, verschoben und verkümmern. Daher sind Massagen, Akupunkturen, Akupressuren und Physiotherapie wichtige Bestandteile in der alternativen Medizin. Ein großes Augenmerk wird hier auf den sogenannten Atlaswirbel gelegt. Dieser ist der erste Halswirbel, der dank seiner Lage einen Großteil der Last des Kopfes tragen muss. Kommt es nun zu einer Fehlstellung dieses Wirbels, so wird der Vagusnerv abgeklemmt und er kann sich entzünden, wird zusammengedrückt und es kommt zu diversen Beschwerden.

Eine Vielzahl von Erkrankungen können alleine durch eine Fehlstellung des Atlaswirbels ausgelöst werden. Es kann zu Taubheitsgefühlen und zu Schlafproblemen kommen. Diese Beschwerden lassen sich noch einfach mit einem kaputten Wirbel in Verbindung bringen. Doch auch Blutdruckschwankungen, Herzrhythmusstörungen, Magen und Darm Beschwerden, erhöhte Magensäure, Sensibilitätsstörungen und Probleme mit den Sinnesorganen können auf eine Fehlstellung des Atlasnervs zurückgeführt werden. Gerade bei diesen Beschwerden läuft man oft von Arzt zu Arzt, ohne dass eine konkrete Ursache gefunden werden kann. Vielleicht werden unzählige Medikamente verschrieben, die auf lange Sicht weitere Probleme verursachen.

In der Naturheilkunde werden generell erst sämtliche körperliche Befinden geprüft. Hier ist es wichtig, dass die Wirbelsäule und alle einzelnen Wirbel in die ideale Position gebracht werden und auch die Muskulatur gestärkt wird. Hier besinnt man sich darauf, dass das Gerüst stabil und kompakt sein muss, damit auch das Gebäude, in diesem Fall unser Körper, einwandfrei steht.

Der erste Ansatz ist hier, durch Massagen die Muskulatur zu lockern, die Wirbel einzurichten und so die Nerven, wie zum Beispiel den Vagusnerv wieder freizulegen. Alleine die Tatsache, dass die Wirbel wieder in ihrer ursprünglichen Position sitzen und sich frei bewegen lassen, kann so manche Symptome und Beschwerden wie durch Zauberhand abklingen lassen. Doch es hat nichts mit Magie zu tun, sondern ist konsequente und aufmerksame Arbeit mit unserer Anatomie und dem Bewusstsein, dass nicht immer sofort starke Schmerzmittel eingenommen werden müssen.

Bei der ganzheitlichen Diagnostik in der Naturheilkunde betrachtet man sowohl den gesamten Organismus, als auch die Psyche und es wird mit Naturheilverfahren gearbeitet, die vor allem auch die Selbstheilungskräfte ansprechen. So können Krankheiten gelindert, aber auch vorgebeugt werden.

In der Naturheilkunde steht der Mensch im Mittelpunkt. Natürlich ist auch ein Besuch bei einem Heiltherapeuten nicht kostenlos, dennoch steht hier nicht der Profit der Pharmaindustrie im Vordergrund. Der Mensch wird als Ganzes gesehen und es wird auch individuell auf die Bedürfnisse der Patienten eingegangen. Sowohl bei der ayurvedischen Medizin, als auch bei der traditionellen chinesischen Medizin kommen neben Kräutern und homöopathischen Medikamenten Behandlungen wie Stimulationen des Vagusnervs zum Einsatz. Dies vor allem, da die Naturheilkunde zu großem Maße auf Selbstheilung setzt und der Vagusnerv auch der sogenannte Selbstheilungsnerv ist.

Der Vagusnerv in der Esoterik

Selbstheilung ist ein Begriff, den man gerne in die Schublade der Esoterik steckt. Doch was ist Esoterik und warum sollte man sich dagegen verschließen, nur weil man es nicht versteht? Esoterik und die Vorgänge lassen sich vielleicht nicht so einfach erklären und sind auch nicht wissenschaftlich belegbar. Dennoch zeigt sie in vielen Fällen eine enorme Wirkung. Menschen werden mit Maßnahmen, Therapien und Anwendungen gesund. Daher solltest auch du entspannt und ohne Vorurteile an dieses Thema herangehen. Viele der Methoden, den Vagusnerv zu stimuliere, gehen in den Bereich der Esoterik über. Doch es ist garantiert wichtiger, dass eine Krankheit geheilt wurde, als die Erklärung dazu, warum.

Meditation, positives Denken, Autosuggestion, Yoga und Atemübungen sind keine Hexerei und es ist für jeden nachvollziehbar, dass man durch bestimmte Techniken ruhiger wird. Diese Ruhe wirkt sich positiv auf das Allgemeinbefinden aus. Doch es steckt viel mehr dahinter. Mittels positiver Gedanken lassen sich Krankheiten heilen. Gerade für den Vagusnerv ist positives Denken enorm wichtig. Positive Gedanken und Emotionen verbessern den Tonus des Vagusnervs nachweislich enorm.

Der Vagusnerv ist somit für alle medizinischen Bereiche interessant. Sowohl die Schulmedizin, als auch die Wissenschaft und die Naturheilkunde bauen auf diesen faszinierenden Nerv, der so viele Bereiche in unserem Körper reguliert und steuert. Nun wird es also Zeit, dass ich dir einige Techniken verrate, wie du ganz einfach und ohne Hilfsmittel deinen Vagusnerv stimulieren, aktivieren und für dich nutzen kannst.

Wie du deinen Vagusnerv stimulierst

Auf diesen Teil des Buches hast du sicher schon mit größter Spannung gewartet und dich darauf gefreut, endlich loslegen zu können. Doch wieder, es ist wichtig, dass du auch das Gesamtkunstwerk Vagusnerv verstehst, um danach korrekt damit arbeiten zu können. Daher war die lange Einleitung mehr als nur wichtig. Nur wenn die

Basis und das Fundament stimmen, kann das Haus solide gebaut werden. Und unsere Gesundheit sollte uns so wichtig sein, dass wir uns gerne auch etwas intensiver damit beschäftigen und auch das trocken Rundherum erarbeiten. Folgende Methoden, welche den Vagusnerv stimulieren, wurden nicht nur in Naturheilpraxen erprobt, zu vielen dieser Themen gibt es bereits wissenschaftliche und auch klinische Studien.

Mit Kälte den Vagusnerv stimulieren

Während klinischer Forschungen wurde festgestellt, dass mittels akuter Kältetherapie der Vagusnerv und die cholinerge Neuronen durch die Nervenbahnen des Vagusnervs aktiviert werden können. Eine Kältetherapie ist relativ einfach zu Hause durchzuführen. Das einzige, das du dazu benötigst ist ein bisschen Überwindung. Ich selbst bin absolut kein Fan von Kälte und zähle eher zu der Fraktion Warmduscher. Doch der Gesundheit zuliebe habe ich es mir angewöhnt, auch kalt zu duschen.

Beginne einfach damit, dass du vor dem Duschen deine Füße eiskalt abduschst. Nach und nach kannst du dich steigern. Am nächsten Tag lässt du das eiskalte Wasser bereits bis zu den Knien prasseln und einige Tage später schaffst du es vielleicht, den ganzen Körper kalt abzuspülen. Du kannst auch sogenannte Kneipp Bäder durchführen, eiskalte Fußbäder machen oder mehrmals am Tag deine Hände in eine Wanne mit Eiswürfel halten. Wasche morgens dein Gesicht eiskalt - auch das bringt den Vagusnerv ordentlich in Fahrt. Du wirst dich frisch und energiegeladen fühlen. Mach es zum Ritual, auch wenn du dich anfangs davor schüttelst. Ich selbst hasse Kälte wirklich, doch durch diese Rituale fühle ich mich regelmäßig taufrisch wie eine Rose im Morgentau.

Geh öfter in die Sauna und ins Dampfbad und nimm im Anschluss eine eiskalte Dusche. Laufe im Winter barfuß durch den Schnee oder versuche sogar, dich kurz nackt im Schnee zu wälzen. Beginne mit eiskalten Intervallen von 30 Sekunden und dehne diese immer weiter aus. Natürlich solltest du im Anschluss darauf achten, dass du dich wieder ordentlich aufwärmst und du keinen Schüttelfrost bekommst. Auch solltest du dich nicht erkälten.

Du kannst mit der Kälte auch durchaus kreativ sein. Nimm einen Eiswürfel und ziehe damit Runden auf deinem Gesicht. Beginne an den Schläfen und taste dich vorsichtig bis zum Hals und dem Dekolletee vor. Du kannst auch Eispacks oder Coolpacks verwenden und deinen Körper mehr und mehr an die Kälte gewöhnen.

Zwerchfellatmung für den Vagusnerv

Bei der Zwerchfellatmung handelt es sich um eine sehr tiefe und auch entspannende Atmung. Diese Atmung ist bekannt dafür, dass du dich damit von Ängsten befreien kannst. Diese Atmung wird von Schauspielern angewendet, nicht nur, bevor sie auf die Bühne gehen und ihr Lampenfieber los werden möchten. Mit der Zwerchfellatmung wird auch die Stimme kräftiger und du verleihst dir selbst mehr Ausdruck. Sänger praktizieren die Zwerchfellatmung um die Stimme ideal zu stützen und auch du kannst zu der Technik greifen, um deinen Vagusnerv zu aktivieren.

Die Zwerchfellatmung wirkt sich positiv auf dein parasympathisches Nervensystem aus. Durch diese tiefe und vor allem bewusste Atmung lassen sich Ängste und sogar Depressionen vertreiben. Die tiefe Atmung ist sehr entspannend, versorgt jede Faser deiner Körpers mit Sauerstoff und du spürst sofort, wie du aktiver, energiegeladener und frischer wirst.

Das Zwerchfell selbst ist unserer wichtigster Muskel zum Einatmen. Auch wenn das Atmen eigentlich etwas Natürliches ist und wir nicht nachdenken darüber und trotzdem atmen, sollten wir uns doch etwas genauer damit beschäftigen. Kurzatmigkeit kommt nicht nur von Überanstrengung oder Angst, sie kann auch aus falscher Atmung resultieren. Daraus können sich viele andere Probleme entwickeln.
Anhand unserer Atmung lässt sich meist auch gut der momentane Zustand erkennen. Sind wir aufgeregt, so wird die Atmung schneller, sind wir wütend, so kommen gepresste Atemgeräusche aus uns heraus. Umgekehrt aber kann auch die Atmung unsere Gefühle beeinflussen. Dazu kannst du einen kleinen Selbstversuch starten. Setz

dich hin und stell dir vor, wie du nach einem langen Sprint hechelst und fange genauso zu hecheln an. Nach wenigen Sekunden wirst du bemerken, dass du dich auch wirklich außer Atem fühlst, als wärst du tatsächlich gelaufen. Dieses Phänomen kannst du nun nutzen, um die Atmung zur Beruhigung einzusetzen und eben mit Hilfe der Zwerchfellatmung deinen Vagusnerv zu aktivieren.

Damit du gleichmäßig und tief atmen kannst, solltest du auch auf deine Körperhaltung achten. Wenn du nicht aufrecht sitzt oder stehst, kann die Atemluft nicht ordentlich zirkulieren und irgendwie wird es immer zwicken und zwacken. Daher nimm eine aufrechte Haltung ein. Um die Zwerchfellatmung zu erlernen und zu praktizieren kannst du dich aufrecht hinstellen, aufrecht sitzen, oder auch liegen. Du bemerkst es nun selbst ganz schnell, dass sich mit einer aufrechten Haltung sofort besser atmen lässt. Wenn es dir selbst noch nicht so bewusst ist, versuche es einfach. Nimm die unterschiedlichsten Positionen ein, rolle dich zusammen wie eine Schnecke, mach einen Rundrücken, steh gekrümmt da und versuche zu atmen. Nun stell dich aufrecht hin und atme wieder bewusst ein und aus. Es ist wichtig, dass du dies auch selbst ausprobierst, denn nur Dingen, die man selbst getestet hat, kann man auch wirklich vertrauen.

Nun aber wollen wir damit beginnen, die Zwerchfellatmung oder Bauchatmung aktiv zu trainieren. Kopf und Wirbelsäule nehmen eine gerade und aufrechte Position ein. Nun kannst du eine Hand auf deinen Bauch legen, die Finger liegen alle eben und flach auf. Atme nun tief in den Bauch ein. Du sollst spüren, wie sich der Bauch beim Einatmen anhebt. Halte die Luft für einige Sekunden an, es soll jedoch keinerlei Anstrengung aufgewendet werden. Danach atmest du wieder aus. Beim Ausatmen spürst du, wie sich der Bauch wieder senkt.

Atme nun einige Male tief ein und aus. Du sollst während des Atmens die ganze Zeit hindurch bewusst das Heben und Senken des Bauchs bemerken. Das Atmen soll dennoch sehr natürlich und ungezwungen sein. Atme so ein, wie es dir angenehm ist. Du sollst dich nicht zum Atmen zwingen und obwohl du dich anfangs auf das Heben und Senken konzentrieren musst, so soll diese Atmung ganz spontan ablaufen. Schnell wirst du spüren, wie du ruhiger wirst. Die Zwerchfell- oder Bauchatmung ist ein wichtiger Grundpfeiler für unsere späteren Atemübungen, für Yoga und auch für die Meditationen.

Sobald dir diese Atmung geläufig ist, kannst du darauf achten, dass sich die Atmung direkt vom Solarplexus bis hin zu deinen Genitalien ausbreitet. Das bedeutet, der Bauch hebt sich als Ganzes und die gesamte Fläche von unterhalb des Rippenbogens bis hin zu den Genitalien hebt und senkt sich. Beim Einatmen füllst du zusätzlich deinen Bauch mit viel Wärme und Ruhe. Stell dir vor, wie du Sonnenstrahlen einatmest und sich diese in deinem gesamten Bauchraum ausbreiten.

Um den Vagusnerv zu aktivieren solltest du die Zwerchfellatmung zwischen 10 und 20 Minuten ausführen. Versuche während des Atmens auch nicht an Probleme oder an Stress zu denken. Am besten wäre, wenn du absolut gedankenfrei bist. Das wird am Anfang nicht so einfach sein. Hilfreich ist, wenn du dich beim Atmen an einen bestimmten, schönen Gedanken hältst. Du kannst zum Beispiel an eine duftende Blumenwiese oder an einen schönen Strand denken. Du kannst auch nur deinen Atemzügen folgen. Hefte dich an de Atemluft und gehe den Weg mit. Spüre, wie die Luft über die Nase die Luftröhre hinunter fährt, deine Lungen füllt und sich in deinem gesamten Bauchraum ausbreitet. Fühle, wie dich die gute und gesunde Luft versorgt und lass dich dabei von einer großen Freude und einer kuscheligen Wärme umgeben.

Du kannst dir auch vorstellen, wie du weißes, helles, gleißendes Licht einatmest, welches alle Dunkelheit und allen Ärger verdrängt. Das eingeatmete helle Licht ist stärker als deine Hektik und der Stress unter dem du vielleicht im Moment leidest. Zur Zwerchfellatmung kannst du auch Affirmationen oder Mantras anwenden. "Ich bin gelassen und ruhig, mir geht es gut, ich fühle mich leicht und unbelastet, ich freue mich an meinem Leben, heute ist ein wundervoller Tag!", oder ähnliche Sätze kannst du dafür verwenden. Die Hauptsache ist, dass du dir beim Atmen lediglich positive Gedanken machst und Negativem keine Plattform bietest.

Sollten sich negative Gedanken einschleichen, schüttle sie ab. Du kannst dich richtiggehend durchschütteln. Bleiben die negativen Gedanken hartnäckig, dann steh kurz auf und schüttle den ganzen Körper kräftig durch. Stell dir dabei vor, wie alles Negative wegspritzt und abfällt. So als wärst du ein nasser Hund, der eben aus dem Wasser kommt.

Zu Beginn wirst du zum Üben viel Ruhe benötigen, damit du dich auch wirklich auf die ideale Atmung konzentrieren kannst. Später kannst du immer und überall diese tiefe Bauchatmung üben. Egal ob auf dem Weg zur Arbeit, ob bei einem Spaziergang durch den Wald, beim Warten an der Kasse im Supermarkt oder beim Autofahren. Mit der Zeit wirst du ausschließlich mit dieser tiefen Atmung einatmen und ausatmen. Dann ist es soweit und dein Vagusnerv wird permanent stimuliert.

Bemerkst du, dass eine Unruhe aufkommt, konzentriere dich augenblicklich wieder auf deine Atmung. Auch wenn du etwas Schwieriges vor dir hast, konzentriere dich auf die Atmung. Egal ob du ein Meeting abhalten musst, ein schwieriges Telefonat führen sollst oder ein Gespräch mit deinen Vorgesetzten ansteht, die Atmung hilft immer. Vor dem ersten Date, bei Prüfungen und schwierigen Verhandlungen ist die Zwerchfell- oder Bauchatmung ein wichtiges Werkzeug um Ruhe zu bewahren.

Singen stimuliert den Vagusnerv

Wo man singt, da lass dich ruhig nieder, böse Menschen haben keine Lieder. Dies ist nicht nur eine alte Weisheit, die bereits bei unseren Großeltern im Poesiealbum geschrieben stand. In diesem Spruch steckt auch sehr viel Wahrheit. Singen und Musik sind positiv und umgeben dich sofort mit einer positiven Aura. Musik und singen stimulieren zudem den Vagusnerv und es ist eine sehr einfache Methode, diesen so zu aktivieren.

Dabei ist es nicht wichtig, ob du richtig gut singen kannst oder nicht. Wirf deine Scham über Bord und trau dich einfach. Sing unter der Dusche, sing mit, wenn du morgens den Radio einschaltest und singe auch lautstark im Auto mit, wenn ein schöner Song gespielt wird.

Mach dir keine Gedanken darüber, was andere in diesem Moment über dich denken könnten. Es spielt keine Rolle und es ist auch absolut egal, wenn die Töne etwas schief über die Lippen kommen. Erfülle mit jedem Lied dein Herz mit Freude.

Vibrierende Lippen und Summen für den Vagusnerv

Dein Vagusnerv verbindet die Stimmbänder mit den hinteren Muskeln des Kehlkopfes. So ist es nur logisch, dass Stimmübungen auch deinen Vagusnerv stimulieren. Schließe dafür die Lippen ganz leicht, sie sollten nicht fest aufeinander gepresst werden. Nun lässt du die Luft sprudelnd und vibrierend durch die geschlossenen Lippen ausströmen. Du verspürst dabei ein leichtes Kribbeln auf den Lippen und du darfst dabei ruhig lachen, wenn es kitzelt. Auch kann es sein, dass du ein bisschen spuckst, aber auch das macht gar nichts. Stell dich für diese Übung vor den Spiegel und beobachte dich dabei. Es soll Spaß machen und gleichzeitig dafür sorgen, dass Ängste, Stress und auch Hemmungen von dir abfallen.

Gurgeln zum Steigern des vagalen Tonus

Ebenfalls sehr wirksam ist es, wenn du gurgelst. Nimm dazu einfach ein Schluck Wasser in den Mund, halte deinen Kopf leicht nach hinten gebeugt und gurgle los. Du kannst dabei versuchen eine Melodie zu gurgeln. Du spürst, wie sich beim Gurgeln dein gesamter Mundbereich und auch die Kehle lockern. Spüre die Vibrationen die sich auf die Stimmbänder übertragen. Durch diese Übung stärkst du deinen Vagusnerv. Du kannst jeden Tag beim Zähneputzen gurgeln, aber auch zu Hause, wenn du alleine bist und von deinem Wasser trinkst. Dies ist eine kleine Übung, die jedoch sehr effektiv ist.

Mit Akupunktur den Vagusnerv stimulieren

Akupunktur ist ein wichtiges Werkzeug in der traditionellen chinesischen Medizin und wird auch in unseren Breiten immer beliebter. Sehr effektiv sind hier Nadeln, die in die Ohren gesetzt werden. Aber auch an den Beinen, im Kopf, im Bauch und an den Knien gibt es spezielle Punkte, die deinen Vagusnerv aktivieren. Du kannst diese Nadeln jedoch nicht selbst setzen. Dazu solltest du zum Arzt oder Heilpraktiker deines Vertrauens gehen. Hab auch keine Angst vor den Nadeln, du wirst sie wirklich nicht spüren. Ich selbst habe eine immense Angst und Abneigung gegenüber Nadeln und Spritzen, doch genieße ich jede Akupunktur enorm.

Wenn du sehr große Angst hast, dann schließe einfach die Augen oder bitte beim ersten Mal einen Freund oder eine Freundin mitzukommen, die dir dabei die Hand halten. Wenn du den Akupunkteur nicht dabei beobachtest, wirst du nicht bemerken, wann und wo er die Nadeln setzt. Auch das Entfernen der Nadeln ist absolut schmerzfrei. Mit Akupunktur kannst du nicht nur den Vagusnerv stimulieren. Die feinen Nadeln aus China helfen gegen Stress, gegen Kopfschmerzen und vielerlei physischen und auch psychischen Leiden.

Yoga als Übung für deinen Vagusnerv

Yoga ist mehr als nur Sport. Es handelt sich hier um Übungen, die Entspannung, Körperbeherrschung und Meditation perfekt verbinden. Durch Yogaübungen stimulierst du auch deinen Vagusnerv und erhöhst deinen vagalen Tonus. Durch Yoga beeinflusst du Körper, Geist und Seele sehr positiv und bringst den Körper in eine harmonische Balance. Im nächsten Kapitel verrate ich dir einige interessante und auch einfache Yogaübungen, die du bequem zu Hause nachmachen kannst. Yoga ist nicht nur für den Vagusnerv absolut toll, du kannst sämtliche Körperregionen und Organe damit anregen und auch als Einstimmung auf die Meditation ist Yoga ganz toll. Yoga schenkt Ruhe und sorgt für ein inneres Gleichgewicht.

Tai Chi zur vagalen Regulation

Auch diese Sportart, die langsame und bewusste Bewegungen mit Meditation und Körperbeherrschung verbindet, handelt es sich um eine Sportart aus Asien. Tai Chi erhöht deine Herzfrequenzvariabilität und somit auch deinen vagalen Tonus. Dies konnte sogar in einigen Forschungen nachgewiesen werden. Sowohl bei Yoga, als auch bei Tai Chi wird der Neurotransmitter Gaba erhöht, der sehr beruhigend wirkt. Tai Chi ist für alle perfekt, für die Yoga etwas zu langsam und zu ruhig ist. Ich selbst liebe Tai Chi in der freien Natur und genieße die fließenden Bewegungen, während mir die Sonne ins Gesicht lacht. Im nächsten Kapitel werde ich dir einige einfache Tai Chi Übungen verraten, mit deren Hilfe du deinen Vagusnerv aktivieren kannst und dich zugleich wohlig und ausgeglichen fühlst.

Probiotische Ernährung - Futter für den Vagusnerv

Es ist wissenschaftlich bewiesen, dass Gehirn und Darm eng zusammenhängen. Sobald die Darmflora stimmt, wirkt sich das auch positiv auf dein Gehirn aus. Eine gute Darmflora erhältst du durch probiotische Ernährung. Dazu zählen probiotische Joghurts, fermentierte Nahrung und auch Getränke wie Kombucha. Kefir oder Skyr zum Frühstück, mittags eine aromatische Miso Suppe und abends eine leckere Sauerkrautpfanne und schon hast du deinen Körper mit wunderbaren probiotischen Nahrungsmitteln versorgt. Diese tun nicht nur dir gut, sondern stimulieren auch deinen Vagusnerv.

Diese Lebensmittel stärken zudem dein Immunsystem und wirken vorbeugend gegen eine Vielzahl von Erkrankungen. Saure Gurken, Kimchi und eingelegtes, fermentiertes Gemüse sind günstig, lecker und gesund. Am besten ist es natürlich, wenn du dieses Gemüse selbst einlegst und auch Kombucha schmeckt selbst hergestellt am besten. So weißt du auch ganz genau, dass in deiner Nahrung keinerlei Konservierungsmittel und Zusätze enthalten sind.

Auch Käse wie Parmesan, Mozzarella und Gouda sind probiotisch und lassen sich täglich in den Speiseplan einbauen. Wenn du dauerhaft deinen Vagusnerv aktivieren möchtest, kannst du dir angewöhnen, morgens ein Glas Wasser mit einem großen Löffel naturtrüben Apfelessig oder Kombucha Essig zu trinken. Das Wasser sollte dafür lauwarm sein. Dieses Getränk ist probiotisch, wirkt sich somit positiv auf deinen Vagusnerv aus, versorgt dich mit Vitaminen und ist gut für deine Verdauung. Ein Glas Apfelessig am Morgen stärkt das Immunsystem und kann dich zudem dabei unterstützen, dein Gewicht unter Kontrolle zu halten.

Tempeh ist ebenfalls ein probiotisches Lebensmittel, welches gut für deinen Vagusnerv ist. Dabei handelt es sich ähnlich wie Tofu um ein Produkt aus Sojabohnen, die jedoch fermentiert wurden. Nicht nur für alle die sich vegan ernähren ist Tempeh eine tolle Alternative zu Fleisch. Die Textur ähnelt einem Stück Fleisch und der eher neutral schmeckende Tempeh lässt sich beliebig marinieren und zubereiten. Tempeh liefert zudem viele Mineralstoffe wie Kalium, Magnesium und Phosphor und Proteine.

Kimchi kommt ebenfalls wie viele der fermentierten Lebensmittel aus Asien. Kohl, Ingwer, Chili und beliebiges Gemüse wird hier mit Fischsauce oder Sojasauce fermentiert. Kimchi kann in vielen Geschmacksrichtungen, von höllisch scharf bis mild hergestellt werden. Toll ist es, wenn du dein Gemüse selbst fermentierst. Vielleicht hat einer deiner Freunde Lust, mit dir einen Fermentier-Kurs zu besuchen. Alternativ findest du auch im Internet viele Anleitungen. Hier möchte ich dir kurz mein Lieblingsrezept zur Herstellung von Kimchi verraten. Du kannst es natürlich nach deinen eigenen Bedürfnissen optimieren, mehr oder weniger schärfen und Gemüse deiner Wahl hinzufügen.

Ich nehme Chinakohl, Frühlingszwiebel, Ingwer, Knoblauch, Nori Algen, Möhre, Chili und Kohlrabi und schneide alles in gleich große Stücke. Dann gebe ich alles in eine Schüssel und bedecke das gesamte Gemüse mit Wasser. Nun salze ich es ein, nicht zu stark und lasse es für 4 Stunden auswässern. Nun seihe ich das Gemüse ab und wasche es unter fließendem kaltem Wasser ab. Das gewaschene Gemüse knete ich nun richtig gut durch und fülle es in ein Glas mit Schraubverschluss. Hinzu kommen ein Lorbeerblatt, Zitronengras, Wacholderbeeren und Kardamom. Das Gemüse muss ordentlich ins Glas gedrückt werden und der Rest wird mit etwas Salzwasser aufgefüllt. Im Glas darf sich keine Luft befinden, darauf musst du gut achtgeben. Nun wird das Glas verschlossen, jedoch nicht ganz. Es sollen die Gase entweichen können, die während der nächsten Tage bei der Fermentierung entstehen. Das Gemüse soll nun bei Zimmertemperatur für mindestens 4 Tage fermentieren. Wenn du es stärker fermentieren möchtest, probierst du einfach täglich. Danach schraubst du das Glas komplett zu und stellst es in den Kühlschrank. Nun ist dein selbstgemachter Kimchi für einige Wochen gekühlt haltbar.

Omega 3 Fettsäuren zählen ebenfalls zu den Lebensmittel, die wichtig für deinen Vagusnerv sind. Diese essentiellen Fettsäuren kann dein Körper nicht selbst produzieren. Daher müssen sie mit der Nahrung zugeführt werden. Diese Fettsäuren sind für das Nervensystem und für das Gehirn absolut wichtig. Omega 3 Fettsäuren kommen vor allem in fettem Fisch wie Lachs oder Aal vor. Du kannst jedoch auch hochwertige Öle verwenden, die Omgea 3 Fettsäuren enthalten. Kokosöl, Hanföl oder Reis Bran Öl schmecken auf Salaten wunderbar. Du kannst aber auch Fischölkapseln, Lachsölkapseln oder Lebertran zu dir nehmen, um den Bedarf an Omega 3, 6 und 9 Fettsäuren zu decken.

Meditation für deinen Vagusnerv

Der Vagusnerv wird mittels der Meditation stimuliert und dein vagaler Tonus wird erhöht. Die Meditationen sind unheimlich entspannend und helfen dir absolut zur Ruhe zu kommen. Auch der sogenannte Kampf- oder Fluchtreflex wird durch Meditation reduziert. Später verrate ich dir meine liebsten Meditationsübungen, die du auch ganz einfach nachmachen kannst. Du findest in den nachfolgenden Kapiteln kurze Meditationen für zwischendurch, die dich zum Beispiel im Job wieder auf den Teppich bringen, oder längere Meditationen, die dir helfen besser zu schlafen, Sorgen loszuwerden oder dich einfach wohl zu fühlen.

Bewegung um den Vagusnerv zu stimulieren

"Wer rastet der rostet" ist ebenfalls ein weiser Spruch, den wir uns alle zu herzen nehmen sollten. Bewegung ist für unsere körperliche und auch die geistige Gesundheit enorm wichtig. Durch Sport und Bewegung stimulierst du auch deinen Vagusnerv.

Dabei ist es nicht wichtig, welchen Sport du betreibst. Egal ob du Rad fährst, morgens eine Runde joggst, ins Fitness Studio gehst oder gerne schwimmst, Hauptsache ist, dass du dich bewegst und zwar jeden Tag mindestens 20 Minuten. Wenn du keine Zeit für Sport hast, dann versuche wenigstens das Auto stehen zu lassen und zu Fuß zum Bäcker zu gehen oder die Treppe statt Aufzug und Rolltreppe zu nehmen. Du solltest auf jeden Fall etwas finden, das dir wirklich Spaß macht - Sport und Bewegung sollen keine Strafe und auch keine lästige Pflicht sein. Vielleicht findest du ja gemeinsam mit einem Freund etwas, das ihr gemeinsam gerne machen würdet. Tanzkurs oder Aerobic, Rollerblades oder eislaufen - der Fantasie sind hier wirklich keine Grenzen gesetzt.

Zink - das Mineral für den Vagusnerv

Achte darauf, dass dein Zinkhaushalt stets optimal aufgefüllt ist. Wenn du Bedenken hast, dann kannst du dies auch beim Arzt oder Therapeuten mittels Bluttest überprüfen lassen. Dazu wird dir Blut abgenommen und dies im Anschluss ausgewertet. Eventuelle Mängel und Defizite können so schnell aufgefüllt werden. Bei hohem Zinkmangel kannst du diesen mittels Infusion auffüllen. Generell reicht es jedoch, wenn du Zinkpräparate einnimmst und auch bei der Ernährung darauf achtest, Lebensmittel zu verwenden, die Zinklieferanten sind. Dazu gehören Pilze, Meeresfrüchte, Nüsse, Kerne und Samen, grünes Gemüse, Sprossen und Rindfleisch.

Zink ist extrem wichtig für die Gesundheit deines Gehirns. Deine Nerven können nur gut funktionieren, wenn sie ausreichend mit Zink versorgt sind.

Massagen für den Vagusnerv

Massagen sind angenehm und wunderbar entspannend. Du genießt es sicher und eine Massage ist eine kleine Auszeit für Körper, Geist und Seele. Generell wird bei Massagen der vagale Tonus erhöht, es gibt jedoch auch gezielte Techniken, die speziell dafür konzipiert sind, den Vagusnerv zu aktivieren.

Fußreflexzonen Massagen sind hierfür wunderbar geeignet, aber auch traditionelle Thai Massagen sind sehr anregend für den Vagusnerv. Wenn du die rechte Seite deines Halses, den sogenannten Bereich des Karotissinus massierst, dann stimulierst du den Vagusnerv insofern, dass du zum Beispiel Migräne ganz wunderbar behandeln kannst.

Lachen ist gesund - auch für den Vagusnerv

Lachen ist die beste Medizin und stimuliert den Vagusnerv sehr. Pflege soziale Kontakte und versuche, so viel als möglich zu lachen. Auch wenn dir an manchen Tagen nicht zum Lachen zumute ist, lache dennoch. Stell dich vor den Spiegel und lache dir aus ganzem Herzen zu. Eine positive Einstellung zum Leben ist ebenfalls für einen hohen Tonus wichtig.

Intervallfasten für einen besseren vagalen Tonus

Durch sogenanntes intermittierendes Fasten können viele gesundheitliche Probleme verbessert werden. Bei dieser Ernährungsform geht es um mehr als nur während einer Diät einige Pfunde zu verlieren. Natürlich ist dies ein angenehmer Nebeneffekt. Viel wichtiger aber ist, dass du bei dieser Ernährung die Funktion der Mitochondrien verbesserst. Es können deine kognitiven Funktionen verbessert und die Herzfrequenzvariabilität gesteigert werden. Der Vagusnerv wird dabei stimuliert und zusammen mit Meditation, Yoga und Atemübungen ist dies eine der vielleicht angenehmsten Formen der Diät.

Beim Intervallfasten geht es darum, dass du deinen Tag in Zeit zum Essen und Fastenzeit einteilst - und zwar sehr strikt und konsequent. Acht aufeinander folgende Stunden des Tages sind fürs Essen reserviert. Die restlichen 16 Stunden des Tages wird gefastet. Das ist eigentlich das Einzige, worauf du bei der Diät achten solltest. Natürlich ist es von Vorteil, wenn du auf Zucker und Süßigkeiten verzichtest und Tee oder Wasser anstatt Limonaden trinkst, auch eine qualitativ hochwertige Low Carb Ernährung ist besser als Fast Food, aber generell wird der Stoffwechsel alleine durch die Phasen von essen und fasten perfekt angeregt.
Du kannst dir die acht Stunden einrichten, wie du sie möchtest und auch an manchen Tagen verschieben, indem du einfach später frühstückst, wenn du zum Beispiel abends zum Essen eingeladen bist.

Seit ich mit dieser Ernährung begonnen habe, habe ich nicht nur mein Idealgewicht, sondern fühle mich insgesamt viel fitter, vitaler und auch ausgeglichener. Ich fühle mich nicht, als müsste ich fasten oder auf etwas verzichten. Versuche es einfach, auch wenn du überhaupt nicht abnehmen möchtest. Aber die Pausen ohne Essen tun dem Organismus einfach gut.

Würgereiz zum Stimulieren des Vagusnervs

Das klingt zwar im ersten Moment etwas widerlich, denn wer möchte schon freiwillig würgen. Doch durch diesen Würgreflex stimulierst du ebenfalls deinen Vagusnerv. Dafür kannst du deinen Finger, oder wie der Arzt einen Holzspatel verwenden. Versuche jedoch, nicht zu weit in den Gaumen zu gelangen, damit du dich nicht verletzt. Sobald es dich nun würgt, als ob du dich übergeben müsstest, wird es dir leicht dir Tränen in die Augen treiben. Dies ist ein Anzeichen dafür, dass der Vagusnerv dadurch stimuliert wurde.

Du hast sicher bereits häufiger das Zusammenspiel von Vagusnerv und dem Bauchgehirn feststellen können. Erinnere dich an eine Situation, in der du etwas verdorbenes gegessen hast oder von einer Milchflasche trinken wolltest, in der sich vergammelte Milch befand. Bereits nach dem ersten Schluck oder Bissen wirst du einen Würgereiz verspürt haben. Vielleicht musstest du dich auch sofort übergeben. Das ist ein Zeichen, wie gut dieses körpereigene Warnsystem funktioniert. Der Vagusnerv erkennt die Gefahr für unsere Gesundheit, da er eine Verbindung zwischen Bauch und Gehirn darstellt. So kann er rasch agieren, die Gefahr melden und der Körper nimmt eine Abwehrhaltung ein. In diesem Fall macht sich dies durch würgen und übergeben bemerkbar.

Den Vagusnerv mit Kaffee Einläufen reizen

Da sich der Vagusnerv bis in den Darm zieht, kannst du ihn auch hier stimulieren. Dafür eignen sich Einläufe mit schwarzem Kaffee. Hier sprichst du die sogenannten die nikotinischen Acetylcholin-Rezeptoren im Darm an, die für die Darmbewegungen zuständig sind. Durch den Einlauf wird ein starker Drang zum Ablassen des Kots ausgelöst. Dieser soll so lange und so gut als möglich zurückgehalten werden. Dadurch wird der Vagusnerv besonders gut stimuliert. Der Kaffee Einlauf hat den zusätzlichen Vorteil, dass er für den Körper entgiftend ist. Wie auch der Würgreflex spricht der Einlauf die Verbindung zwischen Gehirn und Darm an, jene Verbindung, die auch den Vagusnerv ausmacht.

Positives Umfeld

Positive Beziehungen und ein positives Umfeld sind ebenfalls gut für den Vagusnerv und den vagalen Tonus. Du kannst damit beginnen, eine sogenannte Informationsdiät durchzuführen. Das bedeutet, du trennst dich von allen negativen Einflüssen, die dich im Laufe eines Tages belasten. Seien es Nachrichten von Mord und Totschlag oder Mobbing und Hetzkampagnen in den sozialen Medien - dies alles sind Dinge, die kein Mensch zum Leben braucht.

Zudem solltest du dich von allen Menschen trennen, die dir nicht gut tun. Verabschiede dich von sogenannten Energieräubern und Vampiren. Menschen, die nur nehmen und nicht geben, Menschen, die nur von Problemen sprechen und an allem etwas auszusetzen haben, die sich immer über alles beklagen sind Menschen, von welchen du dich abnabeln solltest. Es kann anfangs zwar ein schmerzhafter Cut sein, weil du vielleicht an manchen Menschen hängst, für dich und deine körperliche und geistige Gesundheit ist es jedoch perfekt.

Zudem ist es wichtig, dass du auf deinen Umgang mit anderen achtest. Hier sind die wichtigsten Schlagworte Achtsamkeit, Liebe, Verständnis, Empathie und Nächstenliebe. Öffne dein Herz und lass positive Emotionen sowohl hinein, als auch hinaus.

Das Gefühl von Verbundenheit schafft positive Emotionen. Du verspürst eine emotionale und psychologische Veränderung, die zugleich für eine Verbesserung deiner Vagusfunktion sorgt. Beginne in der Familie. Versuche, den Menschen um dich herum näher zu kommen. Lasse Nähe zu und sorge für gute soziale Interaktionen.

Gesunder Schlaf für deinen Vagusnerv

Jeder weiß, dass täglich acht Stunden Schlaf optimal sind. Dabei ist es natürlich optimal, wenn du bereits vor Mitternacht schlafen gehst und ohne Hilfsmittel schlafen kannst. Ein zusätzlicher Trick, den Vagusnerv auch während des Schlafens zu stimulieren ist, auf der rechten oder der linken Seite zu schlafen. Wenn du am Rücken schläfst, dann wird der Vagusnerv während der Nachtruhe laut einigen Studien am wenigsten stimuliert.

Damit dein Vagusnerv aktiviert, stimuliert und gesund arbeitet, ist natürlich ein Mix aus all diesen Komponenten am besten. Vieles davon ist sehr einfach und lässt sich bequem in den Alltag einbauen. Jede einzelne Methode trägt ohnehin für mehr Wohlbefinden bei und es sollte für dich keine unangenehme Aufgabe sein, diese Dinge in dein Leben zu integrieren. In den nächsten Kapiteln stelle ich dir zahlreiche Übungen vor, die Du komfortabel zu Hause machen kannst. Von Yoga über Tai Chi, Atemtechniken, autogenem Training, Meditation, Selbstmassagen und mehr ist hier garantiert auch für dich das Richtige dabei. Probiere alles aus, lass dir dabei jedoch Zeit und suche dir für dich die Methoden aus, die am besten Funktionieren. Am besten findest du heraus was am besten funktioniert, indem du immer alles konsequent in dein Tagebuch einträgst.

Entspannen mit dem Vagusnerv - Yoga Übungen

Du hast vielleicht Vorurteile, wenn es zum Thema Yoga kommt. Doch gib Yoga eine Chance, es wird dir gut tun und du kannst damit wunderbar Entspannen und deinen Vagusnerv aktivieren. Du musst dir immer bewusst sein, dass du es nicht umsonst machst. Den Vagusnerv zu aktiviere bedeutet nicht, eine zusätzliche Aufgabe zu erledigen, sondern effektiv etwas für die körperliche und geistige Gesundheit zu unternehmen. Yoga ist eine tolle Methode, um ohne große Anstrengung etwas fitter zu werden. Natürlich gibt es auch Yoga Übungen, die du als Ungeübter nicht absolvieren kannst, doch ich werde dir hier keine Übungen vorstellen, bei welchen du deinen Körper verknüpfen und zur Brezel formen musst. Es geht hier rein um simple Entspannungsübungen, die sich positiv auf deinen Vagusnerv auswirken.

Als Vorbereitung benötigst du nur bequeme Kleidung und eine angenehme Atmosphäre. Du kannst dir Duftlampen oder Räucherstäbchen anzünden, nette Musik auflegen, oder einfach nur in einen gut durchlüfteten Raum gehen. Du musst jetzt auch nicht eine Stunde oder länger Zeit haben, wenn es täglich 10 bis 15 Minuten sind, dann ist das auch fein. Mache die Übungen nie mit vollem Bauch. Warte nach dem Essen etwa zwei Stunden. Jetzt wollen wir aber mit kurzen Übungen beginnen.

Setz dich auf den Boden, achte darauf, dass dein Rücken gerade ist und streck die Beine gerade nach vorne. Die Beine sind durchgestreckt und die Zehen zeigen zur Decke. Nun winkelst du ein Bein ab und legst die Fußsohle des einen Fußes auf die Innenseite des Oberschenkels des zweiten Beins. Strecke nun beide Hände zur Decke, achte darauf, dass dein Oberkörper gerade ist und die Wirbelsäule sich nicht krümmt. Danach beugst du dich nach vorne. Die Hände wandern nach vorne und auch der Oberkörper wandert nach vorne so weit es möglich ist. Optimal ist, wenn du dich flach auf deine Beine legen kannst. Danach gehst du zurück in die Ausgangsposition und wechselst die Beine.

Für die nächste Übung legst du dich mit ausgestreckten Beinen auf den Rücken. Die Beine liegen eng beieinander und berühren sich an den Schenkeln. Nun schiebst du deine flachen Hände unter den Popo. Nun atmest du tief ein und drückst den Oberkörper in einem Halbbogen vom Boden weg. Der Kopf soll nun hinten den Boden berühren. Du öffnest mit dieser Übung den gesamten Oberkörper und tankst die Lungen mit Sauerstoff auf.

Für die nächste Übung kniest du dich auf den Boden und setzt dich danach auf deine Fersen ab. Halte dabei deinen Rücken gerade. Strecke die Hände zur Decke und falte sie wie zum Gebet. Dies ist eine optimale Position auch für deine Atemübungen. Atme tief über die Nase ein und tief über den Mund aus. Versuche die Position für einige Minuten zu halten.

Für die nächste Übung benötigst du etwas Körperspannung und es kann sein, dass dir diese Übung nicht sofort gelingt. Versuche es einfach immer wieder und irgendwann wird es klappen. Leg dich dazu wieder mit ausgestreckten Beinen auf den Rücken. Die Arme werden links und rechts neben dem Körper abgelegt und die Handflächen drücken in den Boden. Jetzt hebst du die Beine an, damit sie zur Decke zeigen. Im nächsten Schritt hebst du auch den Po mit an. Dieser formt sich nun mit den Beinen zu einer geraden Linie. Du kannst mit den Händen dazu auch deinen Rücken abstützen.

Für die nächste Übung kniest du dich wieder auf den Boden und setzt dich auf deine Fersen ab. Beuge nun den Oberkörper nach vorne und lege den Oberkörper auf den Oberschenkeln ab. Die Arme führst du links und rechts neben dem Körper nach hinten, die Handflächen zeigen zur Decke und die Stirn liegt vor deinem Körper auf dem Boden auf. Schließe die Augen, atme ruhig ein und aus und spüre, wie du wunderbar entspannst.

Für die nächste Übung setzt du dich im Schneidersitz oder im Yogasitz auf den Boden. Halte deinen Rücken gerade und lege deine Hände locker auf deinen Oberschenkel auf. Nun blickst du mindestens fünf Mal nur mit den Augen nach oben und nach untern. Der Kopf bleibt dabei gerade und bewegt sich nicht. Einzig und alleine die Augen bewegen sich. Danach blickst du von links nach rechts. Im nächsten Schritt blickst du einige Male von links unten nach rechts oben und umgekehrt. Weiter geht es mit Augenkreisen im Uhrzeigersinn. Im vorletzten Schritt suchst du dir in der Nähe einen Blickpunkt den du fixierst und danach einen Punkt in der Ferne. Zum Abschluss reibst du deine Handflächen fest aneinander und legst danach die aufgewärmten Handflächen auf deine Augen. Vergiss nicht während der Übungen ruhig und gleichmäßig zu atmen und den Rücken gerade zu halten.

Für die nächste Übung kniest du dich auf den Bode und gehst in den sogenannten Vierfüßlerstand. Nun streckst du die Hände gerade aus und der Rücken beschreibt eine schiefe Ebene. Dein Becken bleibt bei dieser Übung über den Knien positioniert. Die Arme bilden mit dem Rücken eine gerade Linie, du sollst keinen Buckel und auch kein

Hohlkreuz machen. Strecke die Arme so weit als möglich nach vorne. Wichtig ist, dass du während der gesamten Übung deine Körperspannung hältst.

Eine weitere Übung, die auch zu den bekanntesten Yoga Stellungen zählt, und ebenfalls gut für deinen Vagusnerv und deine Entspannung ist, ist der sogenannte herabschauende Hund. Dazu stützt du dich mit den Handflächen auf dem Boden ab und der Popo zeigt zur Decke. Die Beine stehen hüftbreit auseinander und die Füße sind flach in den Boden gedrückt. Dein Körper formt praktisch ein Dreieck. Der Kopf formiert mit dem Rücken und den Armen eine Gerade, die bis zum Popo reicht. Während dieser Übung solltest du dich darauf konzentrieren, dass du über die Handflächen und die Fußsohlen komplett geerdet bist.

Die kleine Brücke ist ebenfalls eine sehr einfach Yogaübung. Du legst dich auf den Rücken und winkelst danach die Beine an. Die Fußsohlen sind flach in den Boden gedrückt und befinden sich unter den Knien. Den Oberkörper drückst du nach oben und hebst den Popo an. Du stützt dich mit den Schultern ab indem du diese in den Boden drückst. Kopf und Schultern bleiben am Boden und Oberkörper und Oberschenkel bilden in der Luft bis zu den Knien eine Gerade. Halte diese Position so lange es dir möglich ist.

Die nächste Entspannungsübung ist ebenfalls hervorragend, um deine Atemübungen durchzuführen oder sogar zu meditieren. Dazu setzt du dich auf den Boden, streckst die Beine aus und hältst den Rücken gerade. Danach winkelst du die Beine ab und drehst dazu die Knie nach außen. Die Fußsohlen berühren sich vor deinem Körper. Lege nun die kompletten Fußsohlen aufeinander. Du kannst dafür ruhig zu Beginn mit deinen Händen nachhelfen. Damit du später bequem atmen und meditieren kannst, darfst du dich dafür hinten mit den Händen abstützen. Wichtig ist, dass dein Rücken auch bei dieser Übung immer gerade ist.

Die Vorwärtsbeuge ist ebenfalls eine sehr entspannende Übung, die du immer wieder zwischendurch machen kannst. Dazu stellst du dich gerade hin und hältst die Beine geschlossen. Nun beugst du

dich nach vorne über und berührst mit den Händen den Boden. Nun wandern die Hände zu den Beinen. Umklammere mit deinen Händen deine Knöchel. Halte diese Position und atme tief und gleichmäßig.
Entspannen mit dem Vagusnerv - Tai Chi Übungen

Tai Chi ist die Bezeichnung für das chinesische Schattenboxen. In Asien wird diese Übung von Menschen aller Altersklassen durchgeführt. Es ist eine Sportart, die auch ewiger Jungbrunnen genannt wird. Wer abends in asiatischen Parks spazieren geht, der wird dort Gruppen mit Menschen sehen, die gemeinsam diese sanften Übungen durchführen.

Wie auch für die Yoga Übungen ist es wichtig, dass du bequeme Kleidung trägst und für eine angenehme Atmosphäre sorgst. Achte darauf, dass du dich mit den Übungen nicht überforderst. Wenn etwas schmerzt, dann ist es ein Zeichen, dass du die Übung entweder falsch ausführst, oder einfach noch nicht so weit bist. Höre bei Schmerzen auf und versuche es einfach ein anderes Mal wieder.

Für die erste Übung nimmst du eine lockere Grundhaltung ein. Das bedeutet, du stellst dich hüftbreit hin und lass die Arme links und rechts neben deinem Körper locker hängen. Nun winkelst du die Arme ganz leicht an und führst sie vor deinem Körper in die Höhe. Du hebst die Arme bis Brusthöhe und die Handflächen zeigen nach untern. Danach senkst du die Arme wieder ab. Die Handflächen zeigen zum Boden und du drückst die Handflächen sachte in Richtung Boden. Diese Übung wiederholst du einige Male. Wichtig ist, dass die Bewegungen langsam und ohne Schwung durchgeführt werden. Atme dabei gleichmäßig und tief.

Für die nächste Übung gehst du von der lockeren Grundstellung in die Hocke. Nun führst du die Arme vor deinem Körper zusammen und die Fingerspitzen berühren sich. Du führst nun eine kreisende Bewegung mit den so geschlossenen Armen aus, als würdest du Wasser schöpfen. Danach gest du wieder in die Ausgangsposition und wiederholst die Übung einige Male.

Für eine weitere Übung stehst du wieder in einer lockeren Grundstellung und führst die Hände vor deinem Körper zusammen. Die Handflächen drücken gegeneinander. Nun führst du die geschlossenen Hände vor deinem Körper nach oben. Strecke die Arme über deinen Kopf. Die Handflächen bleiben dabei aufeinander liegen. Halte die Position solange du kannst und geh danach wieder in die Ausgangsposition zurück.

Für die nächste Übung streckst du aus der Grundstellung die Arme links und rechts in Schulterhöhe von deinem Körper weg. Die Handflächen zeigen nach oben. Nun führst du die Arme vor deinem Körper zusammen, als würdest du jemanden umarmen. Die Fingerspitzen deiner Hände berühren sich vor deinem Körper in Brusthöhe. Danach streckst du die Arme wieder links und rechts aus und wiederholst die Übung einige Male.

Stelle dich in die Grundstellung und führe die Arme in Brusthöhe. Führe den linken Arm in Brusthöhe nach links und knicke den rechten Arm ab und führe ihn ebenfalls nach links. Danach führst du langsam den rechten Arm nach rechts und ziehst mit dem linken Arm nach. Dies soll in Zeitlupe geschehen und du folgst deinen Armen auch mit dem Kopf. Du kannst auch leicht das Gewicht von einen Fuß auf de anderen verlagern.

Sämtliche Übungen sollen fließend und langsam gemacht werden. Vermeide eckige und hastige Bewegungen und versuche dich, wie in Zeitlupe zu bewegen. Du sollst während der Übungen eine wohlige Harmonie spüren und gleichmäßig ein und ausatmen. So stimulierst du deinen Vagusnerv und kannst gleichzeitig neue Energie schöpfen. Wenn du diese Übungen gut und dabei alles rund um dich vergessen kannst, dann bist du auf dem richtigen Weg. Weitere Tai Chi oder auch Chi Gong Übungen findest du garantiert im Internet. Auf You Tube gibt es viele tolle Tutorials. Vielleicht aber hat dein Partner oder eine Freundin Lust darauf, mit dir einen Yoga Kurs oder einen Tai Chi oder Chi Gong Kurs zu besuchen.

Die verschiedenen Atemtechniken

Die richtige Atmung ist wichtig um zu entspannen und ein wirksames Werkzeug, um deinen Vagusnerv zu stimulieren. Auch wenn atmen ganz automatisch geht, so wirst du bemerken, wie schwer es ist, bewusst und vor allem richtig zu atmen. Sobald du aber eine gewisse Routine erreicht hast, wirst du immer richtig atmen. Du wirst auch bemerken, wie du dadurch weniger oft außer Atem kommst. Auch in brenzligen Situationen kann die die richtige Atmung helfen. Du bleibst ruhig, hast keine Angst, oder kannst auch aufkeimende Wut im Keim ersticken - und alles nur durch ein paar simple Atemzüge.

Über die Zwerchfellatmung haben wir bereits in einem vorangegangenen Kapitel gesprochen. Versuche immer, diese Zwerchfellatmung zu verwenden. Wenn du dir nicht sicher bist, lege einfach deine Hände auf den Bauch. Beim Einatmen muss sich dabei der Bauch merklich heben. Auch ist es wichtig, dass du gezielt langsam atmest. Dadurch werden die Barorezeptoren angesprochen, die sich im Hals und Herz befinden. Von diesen Neuronen wird quasi dein Blutdruck erkannt und gemessen und ans Gehirn weitergeleitet. Dadurch wird auch der Vagusnerv stimuliert.

Du kennst sicher diese Situationen, in welchen das Atmen eine große Rolle spielt. Hattest du gerade eine hitzige Diskussion und eigentlich würde dir eine freche oder gemeine Antwort auf der Zunge liegen - atme erst tief durch. Zähle bis fünf und danach wird die Antwort sicher etwas abgeschwächt sein und du musst dich im Anschluss weder genieren noch entschuldigen.

Stehst du vor einem schwierigen Gespräch oder einem Meeting und schlägt dir der Puls wie wild und scheint dein Herz vor Aufregung zu zerspringen, leg deine Hände auf deinen Bauch und atme tief ein. Spüre wie sich dein Bauch hebt, wie die Atemluft durch deinen Körper jagt und du mit jedem Atemzug ruhiger wirst. Lampenfieber und Stress lassen sich wunderbar durch einige tiefe Atemzüge bekämpfen. Wenn du dabei die Hände auf deinen Bauch legst, dann verstärkst du diese Wirkung zusätzlich.

Wenn du zu schnell gelaufen bist oder dich körperlich überanstrengt hast, halte kurz inne. Lege ebenfalls die Hände auf deinen Bauch und beginne mit einer tiefen und langsamen Zwerchfellatmung tief in deinen Bauch hinein. So kannst du, wie man im Volksmund gerne sagt, wieder zu Atmen kommen. Danach geht alles wieder wie gewohnt weiter. Es dauert meist nur wenige Sekunden, diese aber sind so wertvoll für deine Regeneration.

Bei Seitenstechen oder auch bei Sodbrennen, Schluckauf oder anderen stechenden Schmerzen können die diese kurzen Atemübungen ebenfalls hervorragend helfen. Für dich selbst wäre es sehr nützlich, wenn du diese Situationen und die Übungen dazu später in dein Tagebuch einträgst. Nun aber wollen wir zu den verschiedensten Atemübungen kommen. Diese kannst du zu Hause, im Büro, unterwegs, während deiner Meditation oder auch beim Sport praktizieren. Denn, atmen müssen wir immer und überall, daher ist es wichtig, dass wir auch richtig atmen.

Nimm die Atemübungen als Grundlage für deine Meditationen, bekämpfe damit deinen Stress und zügle mit der richtigen Atemtechnik auch deine Gefühle. Finde einen besseren Schlaf und beseitige Schmerzen. Gleichzeitig aktivierst du damit auch deinen Vagusnerv, der seinerseits wieder für ein besseres Wohlbefinden sorgt.

Doch nicht jede Atemübung passt auch zu jedem. Daher ist es wichtig, dass du dir die einzelnen Atemübungen in Ruhe durchliest und anschließend auch versuchst. Wähle intuitiv, denn meist leitet uns unser Unterbewusstsein perfekt zur richtigen Lösung hin. Natürlich gibt es auch unterschiedliche Situationen, in welchen eine andere Atemtechnik angebracht ist. Du kannst jedoch auch online einen kostenlosen Test machen, der dir Aufschluss darüber gibt, welche Atemübung auch wirklich perfekt zu dir passt.

Sama Vritti, die ausgeglichene Atmung

Bei dieser Atemübung atmest du rein durch die Nase, sowohl ein, als auch aus. Du stellst dich bequem hin, kannst die Übung jedoch auch im Sitzen oder im Liegen durchführen. Wichtig ist, dass du kurz Ruhe hast und du dich wohl fühlst. Atme durch die Nase tief ein und zähle dabei langsam bis vier. Halte den Atem für etwa dieselbe Zeit an und atme dann durch die Nase aus und zähle wieder bis vier. Wiederhole das einige Male. Später kannst du bis fünf, sechs, sieben oder sogar acht zählen. Überfordere dich jedoch dabei nicht, es soll wirklich einfach und ohne Zwang gehen.

Meditatives Atemzählen

Für diese Atemübung solltest du einen möglichst ruhigen Platz finden oder die Umgebungsgeräusche zumindest gut ausblenden können. Setze dich aufrecht hin, halte die Wirbelsäule gerade und schließe die Augen. Den Kopf hältst du am besten leicht nach vorne geneigt. Konzentriere dich nun auf deinen Atem und versuche ihn etwas zu verlangsamen. Wenn sich dein Atem etwas beruhigt hat, dann beginnst du zu zählen. Zähle dabei nur die Atemzüge beim Ausatmen und zähle immer nur bis fünf und beginne danach wieder bei ein. Vergiss alles rund um dich herum. Höre nichts und denke nichts. Du bestehst nur aus Atem und den gezählten Fünferschritten.

Die 4, 7 und 8 Atmung

Du kannst diese Übung im Stehen oder im Sitzen durchführen. Sie ist jedoch auch ganz hervorragend, wenn du unter Einschlafproblemen leidest. Wenn du sitzt oder stehst achte jedoch darauf, dass dein Rücken gerade ist, der Atem soll sich nirgends verzwicken. Der große Unterschied zu anderen Übungen ist jener, dass du dafür deine Zungenspitze an den Gaumen legst. Du presst dazu sanft die Zunge gegen die Innenseite deiner oberen Schneidezähne. Es soll wirklich nur ein sanfter, aber dennoch merklicher Druck ausgeübt werden.

Öffne den Mund ganz leicht, nur einen dünnen Spalt und atme vollständig durch den Mund aus. Du kannst ein leichtes Vibrieren an den Lippen spüren und der Atem soll deinen Mund mit einem leichten Zischen verlassen. Nun schließt du den Mund und atmest tief über die Nase ein. Während des Einatmens zählst du im Kopf bis vier. Dann hältst du den Atem an und zählst in Gedanken bis sieben. Im nächsten Schritt öffnest du den Mund wieder leicht und atmest über den Mund aus. Dabei zählst du in Gedanken bis acht. Dies wiederholst du mindestens viermal oder so lange bis du eine angenehme Müdigkeit verspürst und einschlafen kannst.

Wichtig ist, dass man hier das Einatmen nicht hört, das Ausatmen jedoch von einem leisen Geräusch begleitet wird. Wenn dir die Phasen sieben und acht etwas zu lange sind, zwinge dich auf keinen Fall den Atem länger als angenehm anzuhalten. Wenn du es nur bis fünf oder sechs schaffst, ist es auch in Ordnung. Du kannst aber auch einfach schneller zählen und mit der Zeit langsamer werden. Halte jedoch während der ganzen Zeit die Zunge an deinem Gaumen.

Diese Atemübung wirkt sich direkt auf das Nervensystem aus und steigert ihre Wirksamkeit, je öfter du die Übung durchführst. Diese Übung solltest du jedoch nicht öfter als zweimal am Tag machen und zu Beginn ist es ratsam, sie wirklich im Bett zu machen. Später kannst du die Atemübung auch zwischendurch verwenden, wenn du dich zum Beispiel dringend beruhigen musst.

Progressives Atmen zum Entspannen

Diese Atmung hilft dir dabei, sowohl körperlich, als auch geistig zu entspannen. Diese Übung solltest du unbedingt im Liegen ausführen. Leg dich bequem hin, egal ob ins Bett auf den Boden oder das Sofa. Atme zuerst einige Male ganz locker und tief ein und aus. Nun schließe die Augen, atme ein und spanne dabei die Muskeln deiner Füße an. Atme danach aus und lass die Muskeln wieder locker. Danach atmest du wieder ein und spannst die Muskeln deiner Waden an. Beim nächsten Ausatmen lässt du die Muskeln wieder locker. Weiter geht es mit den gesamten Körperpartien. Immer beim Einatmen wird ein bestimmter Körperteil angespannt und beim Ausatmen wieder locker gelassen. So arbeitest du dich von den Oberschenkel über den Bauch, den Popo, den Oberbauch, Brust, Schultern, Arme, Finger, Hals und Backen bis zur Stirn vor.

Wenn du bei dieser Atemübung etwas routiniert bist, kannst du sie auch im Sitzen ausführen. Dies kann dich zum Beispiel während der Mittagspause wunderbar entspannen. Dieses progressive Atmen ist dann so wertvoll wie ein kleiner Powernap. Du kannst diese Atemtechnik auch vor der Meditation durchführen. So bist du bestens für die Meditation selbst vorbereitet.

Konzentriertes Atmen für innere Ruhe

Schließe deine Augen und mache einige sehr tiefe und besonders große Atemzüge. Nun stellst du dir beim Einatmen vor, dass du Licht, Liebe, Ruhe und Geborgenheit einatmest. Du sollst fühlen, wie diese Gefühle deinen ganzen Körper erfüllen. Beim Ausatmen stellst du dir zuerst vor, wie alles Negative aus dir herausgeht. Spüre, wie der Stress abfällt und wie du frei von Hektik wirst. Bei den nächsten Atemzügen stellst du dir beim Ausatmen vor, wie deine Liebe in die Welt hinausgeht. Du kannst beim Atmen auch Mantras verwenden. “Ich atme Ruhe ein” oder “Ich spüre, wie ich von Liebe erfüllt werde” sind hierfür tolle Mantras.

Nadi Shodhana - die Wechselatmung

Suche dir eine angenehme Position und entspanne dich. Halte dir nun mit dem rechten Daumen das rechte Nasenloch zu. Atme durch das linke Nasenloch tief ein. Danach hältst du dir das linke Nasenloch zu und atmest durch das rechte Nasenloch wieder aus. Wechsle die Nasenlöcher beim Einatmen und Ausatmen ab.

Die Wechselatmung ist ein idealer Energiekick und hilft dir wach zu werden, wenn du dich müde und schlaff fühlst. Die Nadi Shodhana Atmung reinigt deine Energiekanäle und lässt den Geist frei werden für Neues.

Die Atmung des Löwens

Bei dieser Atmung befreist du dich von Lasten, Sorgen und fühlst dich im Nu stark. Suche dir einen ungestörten Platz aus, denn du wirst für diese Atemübung offensichtlich witzig aussehen. Stell dir als Einstimmung vor, du bist ein Löwe. Fühle dich mächtig und stark. Stell dir vor, wie ein Löwe brüllt und öffne den Mund, mache in riesig und atme durch diesen groß geöffneten Mund aus.

Atme durch die Nase tief ein. Fülle deine Lungen bis sie schier platzen. Stell dir dabei vor, wie viel Luft ein Löwe in seine Lungen tanken kann. Atme mit einem brüllenden Laut mit weit geöffnetem Mund aus. Wiederhole dies einige Male und fühle dabei, wie du dich immer kräftiger fühlst und wie alles andere klein und nichtig wird. Sorgen verschwinden und können dir nichts mehr anhaben. Diese Atemübung ist auch toll, um dein Selbstbewusstsein zu stärken.

Bhastrika - die stimulierende Atmung

Mit dieser Atemtechnik erhöhst du deine Lebensenergie und steigerst zudem deine Wachsamkeit und Achtsamkeit. Schließe dafür deinen Mund und atme nur durch die Nase ein und aus. Die Atmung soll gleichmäßig und entspannt, aber schnell sein. Halte dafür deine Atemzüge kurz, achte aber darauf, dass das Einatmen und das Ausatmen etwa gleich lange ist. Pro Sekunde solltest du etwas dreimal ein- und ausatmen.

Nach etwa 15 Sekunden atmest du ganz normal und langsamer und machst eine Pause. Danach kannst du einen weiteren Zyklus starten. Durch diese Atmung werden die Membranen stimuliert und auch der Vagusnerv aktiviert. Mit der Zeit kannst du die Spanne eines Zyklus mit schneller Atmung auf 20 Sekunden, später auf 25 Sekunden und so weiter erhöhen, bis du es schaffst, locker und schnell eine Minute zu atmen.

Wichtig ist, dass dir bei dieser Übung nicht schwindlig wird. Übertreibe es deshalb nicht und lass es langsam angehen. Du musst nicht auf Biegen und Brechen den Zyklus sofort erhöhen. Anfangs wirst du bemerken, dass diese Atemtechnik anstrengend ist und es macht sich im Nacken, im Bauch und vor allem im Zwerchfell bemerkbar.

Kapalabhati - die Feueratmung

Auch hier handelt es sich um eine sehr schnelle Atmung. Bei der Feueratmung legst du jedoch deine ganze Kraft auf das Ausatmen.

Atme dafür zuerst sehr langsam und lange, tief ein. Danach atmest du schnell aus. Das Ausatmen sollte tief und kräftig aus dem Bauch heraus geschehen. Atme lediglich durch die Nase ein und aus und versuche pro Zyklus 10 Atemzüge zu machen. Danach machst du eine Pause und atmest "normal" durch die Nase ein und wieder aus. Wiederhole die Zyklen drei bis fünf Mal. Durch diese Atmung sorgst du für ein waches Gehirn und stimulierst den Vagusnerv ganz besonders. Diese Atmung ist auch vor allem gut, wenn du einen positiven Kick benötigst und wenn es Zeit wird, dich auf die schönen Dinge des Lebens zu konzentrieren.

Mit Atmung auf Fantasiereise gehen

Leg dich gemütlich hin und such dir einen Ort an den du dich zurückziehen kannst. Schließe die Augen und atme ruhig ein und aus. Konzentriere dich auf eine tiefe Zwerchfellatmung und schalte komplett ab. Begib dich nun in Gedanken auf eine Reise an einen schönen Ort deiner Wahl. Reise an den Strand, höre das Rauschen des Meeres und fühle den feinen Sand unter deinen Zehen. Leg dich auf eine Blumenwiese und rieche die süßen Blüten. Höre das Summen der Bienen und spüre, wie dich der Schmetterling auf der Nase kitzelt. Laufe in Gedanken barfuß durchs nasse Gras. Spaziere an einem glitzernden Bach entlang oder dusche unter einem exotischen Wasserfall. Reise in Gedanken an Orte, die du schon immer sehen wolltest und erlebe Abenteuer, für die du im Moment im realen Leben keine Zeit hast. Lache, liebe und lebe und spüre die Sonne und die Wärme. Fühle dich auf deinen Fantasiereisen geborgen und umsorgt. Hier bist du gesund und strotzt vor Energie. Nichts kann dir etwas anhaben und nichts und niemand stört dich oder ärgert dich hier an deinem besonderen Ort deiner Fantasie.

Atmen gegen Angst und Panik Attacken

Atme langsam durch die Nase ein und zähle dabei bis vier. Lasse dabei deine Schultern hängen und übe dazu einen leichten Druck aus, ohne die Schultern zu verspannen. Achte, dass du tief ins Zwerchfell einatmest und dass sich dein Bauch richtig ausdehnt. Halte nun für einige Sekunden den Atem an, bevor du durch den Mund wieder ausatmest.

Für die zweite Sequenz rollst du die Zunge ein und drückst sie sanft hinten an den oberen Gaumen. Atme nun durch den Mund ein. Es soll dabei ein zischendes Geräusch entstehen. Lege nun die Hände sanft auf deine Augen und halte dir beide Nasenlöcher mit den kleinen Fingern zu. Die Lippen bleiben dabei sanft geschlossen, werden jedoch nicht aufeinander gepresst. Atme nun durch den Mund aus und mach dabei ein summendes Geräusch.

Für die dritte Sequenz gegen Angst oder Panik Attacken atmest du wieder tief durch die Nase ein. Der Bauch wird wieder groß und füllt sich mit feiner, frischer Atemluft. Zum Ausatmen machst du ein sogenanntes Duck-face oder einen Schmollmund. Atme nun geräuschvoll durch die leicht geschürzten Lippen aus. Es darf ruhig etwas auf den Lippen vibrieren.

Autogenes Training

Autogenes Training bedeutet Entspannung pur und basiert auf Autosuggestion. Auch wenn es für dich auf den ersten Blick sehr esoterisch klingen mag, es handelt sich hierbei um eine Technik, die wissenschaftlich belegt wurde. Diese Technik wurde bereits im Jahre 1926 vom Berliner Psychiater Johannes Heinrich Schultz entwickelt, der sich stark mit Hypnose auseinander gesetzt hatte. In vielen Ländern ist autogenes Training heute eine gesetzlich anerkannte Psychotherapiemethode.

Autogenes Training wirkt sich positiv auf Körper, Geist und Seele aus. Du kannst damit viele Krankheiten vermeiden, die heutzutage durch unsere Leistungsgesellschaft stark im Vormarsch sind. Immer mehr, immer höher und immer schneller, unsere Gesellschaft ist so oberflächlich geworden und oft zählt nichts als reine Produktivität. Da ist es klar, dass viele Menschen unter diesem Druck zusammenbrechen. Daher ist es gut, eine Methode zu kennen, wie du aus diesem Dschungel aus Stress, Druck und Hektik einen Ausweg findest.

Viele Leute greifen in diesen Situationen zu legalen und illegalen

Drogen. Ob Alkohol oder Tabletten, Marihuana oder Aufputschmittel - diese Dinge lindern den Stress zwar kurzfristig, der Alltag bricht jedoch im Anschluss doppelt und dreifach hart über dir zusammen. Daher ist es wichtig, dass du zu natürlichen und gesunden Methoden greifst, um deinen Stress zu bewältigen. Dafür ist autogenes Training eines der vielen Werkzeuge und zudem sehr effektiv.

Für autogenes Training benötigst du nicht viel Zeit. Im Gegenteil, anfangs ist es sogar absolut ausreichend, täglich etwa fünf Minuten zu trainieren. Alles andere würde dich überfordern. Sei aber so konsequent und trainiere dafür täglich. Egal ob morgens im Bett oder abends vor dem Einschlafen, ob in der Mittagspause oder sobald du die Kinder ins Bett gebracht hast, nimm dir jedoch die paar Minuten für dich Zeit, dein Körper und vor allem deine Seele werden es dir danken.

Mach es dir zur Routine, die du lieb gewinnst. Wenn du einmal so gar keine Lust darauf hast, dann lass es, denn es sollte absolut kein Zwang dahinter stecken. Nimm aber dein Tagebuch zur Hand und notiere deine Gefühle und deine Erfolge. Du musst dazu keinen Roman schreiben. Notiere die jeweilige Übung und schreib einfach in kurzen Stichworten dazu, wie du dich dabei gefühlt hast und welche Erfolge du bis dato bemerken konntest.

Wie auch für Meditation und Yoga gibt es auch für das autogene Training spezielle Haltungen. Wichtig ist, dass dir die jeweilige Haltung angenehm ist. Vor allem solltest du auch bequeme Kleidung tragen. Wenn du das Training im Büro in deiner Mittagspause machst, so nimm die Krawatte ab, öffne die knappe Hose, streif die Schuhe ab und leg das Sakko zur Seite.

Für die sogenannte Droschkenkutscher Haltung setzt du dich auf die Kante eines Stuhls. Der Oberkörper wird nach vorne gebeugt und die Ellenbogen stützen sich auf den Oberschenkel ab. Die Hände lässt du an der Innenseite der Beine locker hinab hängen und auch der Kopf ist in Richtung Boden gerichtet. Der gesamte Körper soll locker und entspannt sein.

Für die Liegehaltung legst du dich auf den Rücken, egal ob auf den Boden ins Bett oder auf das Sofa. Mach es dir richtig bequem, schiebe dir ein Kissen unter den Nacken und in die Kniekehlen. Die Hände liegen neben deinem Körper locker auf. Die Handflächen zeigen nach unten und die Fußspitzen kannst du locker etwas nach außen kippen lassen.

Für die Schreibtischhaltung nimmst du im Büro platz. Dies ist die ideale Haltung für die Mittagspause im Büro. Setze dich aufrecht auf deinen Bürostuhl und stell deine Füße parallel nebeneinander. Die Beine sind im 90° Winkel gebeugt und die Arme werden auf dem Schreibtisch abgelegt. Die Ellenbogen liegen knapp an der Tischkante auf und die Handflächen liegen mit den Handflächen nach unten etwa eine Handbreite auseinander.

Für die Lehnstuhlhaltung benötigst du einen Sessel, der Armlehnen besitzt. Rücken und Kopf sind entspannt und zurückgelehnt. Die Arme liegen auf den Armstützen auf und die Beine stehen locker und parallel auf dem Boden. Die Knie sollten im 90° Winkel gebeugt sein. Suche dir eine dieser Haltungen aus. Probiere ruhig, welche dir am besten gefällt. Du kannst natürlich auch je nach Situation immer eine andere Haltung für dein autogenes Training einnehmen. Die Hauptsache ist, dass du dich dabei wohl fühlst.

Ruhe Übung

Für die erste Übung, die sehr beruhigend ist und stark auf dein vegetatives Nervensystem abzielt, nimmst du eine bequeme Haltung ein. Atme tief ein und tief aus und versuche ruhig zu werden. Schließe die Augen und wiederhole das Mantra: "Ich bin absolut ruhig". Wiederhole dieses Mantra einige Male, atme ruhig ein und aus und stell dir in Gedanken vor, du bist an einem Ort, an dem du wunderbar entspannen kannst.

Schwere Übung

Diese Übung ist optimal, um deine Muskeln zu entspannen. Dazu konzentrierst du dich auf deinen rechten Arm, wenn du Rechtshänder bist oder auf den linken Arm, wenn du Linkshänder bist. Schließe die Augen und stell dir nun vor, wie dieser besagte Arm ganz schwer wird. Du kannst dir auch den Satz: "Mein rechter Arm wird sehr schwer" in Gedanken, aber auch laut vorsagen. Wenn du bemerken kannst, wie dieser Arm richtig schwer ist, konzentrierst du dich auf den nicht dominanten Arm. Nun soll auch dieser schwer werden. Weiter geht es mit deinen Beinen und sämtlichen anderen Körperteilen. Zuletzt soll dein gesamter Körper schwer sein. Die Schwere soll angenehm und wohlig sein. Danach weckst du deine Körperteile wieder auf und fühlst dich wunderbar erfrischt und entspannt.

Wärme Übung

Bei dieser Übung steigerst du nur durch autogenes Training deine Körpertemperatur. Du nimmst wieder eine bequeme Haltung ein und konzentrierst dich zuerst auf deinen dominanten Arm. "Mein rechter Arm ist angenehm warm" ist das Mantra, das du vor dich hinsagst und dabei auch fühlst, wie dein Arm tatsächlich warm wird. Nun gehst du wieder auf den anderen Arm über, bevor du nur mit der Kraft deiner Gedanken deinen gesamten Körper aufwärmst.

Atem Übung im autogenen Training

Nimm wieder deine bevorzugte Haltung ein und schließe die Augen. "Mein Atem ist ruhig und regelmäßig" ist hier das Mantra, das du dir vorsagst. Du kannst diesen Satz laut oder in Gedanken wiederholen. Beende dieses autogene Training mit dem Satz "Tief einatmen und tief ausatmen und Augen öffnen". So holst du dich aus deiner tranceähnlichen Meditation zurück.

Autogenes Training - das Sonnengeflecht

Dein Sonnengeflecht sitzt unterhalb des Zwerchfells und genau darauf konzentrierst du dich bei dieser Übung. Magen und Darm werden durch dieses autogene Training gut durchblutet und angeregt. Nimm eine komfortable Haltung ein und lege zur Unterstützung eine Hand auf dein Sonnengeflecht. "Mein Sonnengeflecht wird von absoluter Wärme durchströmt" ist der Satz, den du dir nun einige Male vorsagst. Du spürst dabei, wie diese Region auch tatsächlich wunderbar warm wird.

Autogenes Training - die Herz Übung

Bei dieser Übung dreht sich alles um dein Herz. Dieses autogene Training hilft dir, den Blutdruck und den Puls zu regulieren und dein Herz zu stärken. Nimm deine bevorzugte Haltung ein, schließe die Augen und konzentriere dich nur auf dein Herz. Fühle wie es schlägt und wiederhole immer wieder den Satz: "Mein Herz schlägt ruhig und zuverlässig. Mein Herz schlägt gleichmäßig" Du kannst dieses Herztraining auch bei Herzschmerz anwenden. "Mein Herz hört auf zu schmerzen" oder "Mein Herz ist wieder frei" sind hier die Sätze, die dir zum Beispiel bei Trauer oder Liebeskummer helfen können. Auch hier holst du dich mit den Worten "Augen auf und willkommen zurück" wieder aus der Trance.

Autogenes Training - die kühle Stirn

Dieses autogene Training hilft dir, in brenzligen Situationen ruhig zu bleiben und im wahrsten Sinne des Wortes einen kühlen Kopf zu bewahren. Nachdem du deine angenehme Haltung eingenommen hast, schließt du die Augen und stellst dir vor, wie du die Stirn mit einem kühlen Tuch, mit Eiswürfeln oder einem Cool-Pack kühlst. "Meine Stirn ist so angenehm kühl" ist hier der Satz, den du immer wieder aufsagst.

Wie bei einigen Übungen bereits erwähnt, benötigst du eine kurze Aussage, um dich wieder aus der Trance herauszuholen. Im autogenen Training nennt man dies die Rücknahme. Diese ist wichtig, damit du sofort wieder fit bist. Du benötigst die Rücknahme nicht, wenn du zum Beispiel autogenes Training zum Einschlafen verwendest oder wenn du damit Schmerzen linderst. Ich für mich selbst verwende am liebsten den Satz: "Danke und willkommen zurück".

Autogenes Training funktioniert mit vielen Mantras. Egal ob "Ich bin ruhig, ich schlafe tief und fest, ich bin entspannt, ich fühle mich schmerzfrei" oder vielen mehr. Egal was du auch in jenem Moment benötigst, mit autogenem Training kannst du dich in jeden gewünschten Zustand versetzen.

Entspannungstechniken - Selbstmassagen

Massagen sind einfach wunderbar und entspannend. Egal ob eine klassische Massage, Fußreflexzonen, Gesichts- und Kopfmassage, Thaimassage, Hot Stone Massage oder viele mehr, während einer Massage lässt es sich einfach abdriften, abschalten, genießen und relaxen. Doch nicht immer ist ein Partner zur Stelle, der es auch beherrscht zu massieren und mehrmals pro Woche zur Massage zu gehen ist einfach wahnsinnig teuer. Was also tun? Eine Möglichkeit wäre, mit der Freundin, der Mutter oder dem Partner einen Massagekurs zu besuchen, oder aber Selbstmassage zu lernen.

Dich selbst zu massieren ist eigentlich ganz einfach und mindestens genauso entspannend als ob dich jemand professionell massiert. Zudem hat es auch viele gesundheitliche Vorteile. Du aktivierst unter anderem deinen Vagusnerv, deine Selbstheilkräfte und stimulierst mit gekonnten Griffen genau die Körperregionen, die im Moment etwas Unterstützung benötigen.

Du brauchst für die Selbstmassage auch nicht sonderlich viel Zeit. Natürlich ist es besser, wenn du wirklich eine Stunde entspannen und genießen kannst, jedoch sind 10 Minuten zwischendurch besser als nichts und wenn du zum Beispiel Bauchschmerzen hast, dann wirkt auch eine kurze Massage, gerne auch direkt am Arbeitsplatz wahre Wunder. Kopfschmerzen lassen sich rasch wegmassieren und auch die Konzentration kann durch einige Griffe wieder gesteigert werden.

Bevor wir mit den einzelnen Massagetechniken beginnen, möchte ich dir nur kurz erklären, was du zusätzlich für deine Selbstmassage benötigst. Vor allem ist ein gutes Massageöl wichtig. Wichtig wäre, keine Massageöle mit künstlichen und synthetischen Aromen zu verwenden. Diese sind zwar im Handel um ein Vielfaches billiger und duften meist sehr intensiv und verführerisch. Die synthetischen Stoffe können auf lange Sicht jedoch mehr Schaden als Gutes anrichten. Sie können Krebs auslösen, Allergien begünstigen, Kopfschmerzen verursachen und vieles mehr. Damit du jedoch nicht zu teuren hochwertigen Massageölen greifen musst, verrate ich dir hier meinen ultimativen Trick.

Ich mache mir meine Massageöle immer selbst. Dazu benötige ich nur einen Liter hochwertiges Kokosöl in Lebensmittelqualität. Das bedeutet, ich verwende dasselbe Öl, das ich auch zum Kochen verwende. Achte hier auf Bio Qualität und dass das Öl Omega 3, 6 und 9 Fettsäuren enthält. Dieses Öl ist für wenige Euro erhältlich. Damit du es nun auch aromatisieren kannst, benötigst du ebenfalls nur wenige Zutaten aus der freien Natur oder vom Markt.

Du kannst das Öl mit Zitronengras, Lavendel, Hanf, Ringelblumen, Arnika und sämtlichen Blüten aus der Natur anreichern. Dazu verwendest du organische Zutaten, die du mit dem Öl für einige Minuten erhitzt. Die Temperatur sollte jedoch 60° Celsius nicht überschreiten. Danach füllst du das Öl inklusive der Blüten wieder zurück in eine dunkle Glasflasche. Verwende Glasflaschen, da sich so auch keine Weichmacher ins Öl verirren können. Die Flasche sollte dunkel sein, damit das Öl lange haltbar bleibt. So abgefüllt lässt du das Öl einige Tage an einem dunklen Ort ziehen und schon ist dein individuelles, herrlich duftendes und gesundes Massageöl fertig.

Die wichtigste Massage um den Vagusnerv zu stimulieren ist die Halsmassage. Diese lässt sich wunderbar selbst ausführen. Du musst nur aufpassen, dass du sanft und nicht zu fest reibst. Der Vorteil einer Selbstmassage ist jedoch, dass du den Druck genau selbst regulieren kannst und individuell auf deine Bedürfnisse eingehen kannst.

Spritze dir einige Tropfen Öl in die Handflächen und reibe die Handflächen rasch aufeinander. So wärmst du nicht nur deine Hände auf, sondern ladest diese auch energetisch auf. Lege nun die Hände auf deinen Hals. Massiere sanft den Bereich der Halsschlagader. Massiere diesen Bereich auf beiden Seiten des Halses. Führe sanfte und leicht kreisende Bewegungen aus. Halte deine Finger dabei flach, sie sollen sich nicht ins Fleisch bohren. Die Haut kann im Anschluss leicht gerötet sein, darf jedoch nicht schmerzen. Auch wenn du im Anschluss einen Ausschlag bemerkst, solltest du reagieren. Es kann sein, dass du auf dein Massageöl allergisch reagierst. Sollte dies der Fall sein, verwende nicht aromatisiertes Massageöl.

Auch eine Nackenmassage lässt sich alleine problemlos durchführen. Dazu legst du deine Hände auf deinen Hals. Die Hände sollen den Hals umschließen und die Finger sollen sich auf der Rückseite des Halses treffen. Führe kreisende Bewegungen rechts und links deiner Wirbelsäule aus. Arbeite dich vom Schulterbereich bis hoch zum Kopf.

Eine Kopfmassage ist ebenfalls perfekt, um den Vagusnerv zu stimulieren. Dazu setzt du deine zehn Finger auf deinen Kopf und hältst diese leicht gespreizt. Übe nun einen leichten Druck aus und beginne, kreisende Bewegungen auszuführen.

Ein nächster wichtiger Punkt für den Vagusnerv und Entspannung ist die Gesichtsmassage. Diese ist nicht nur eine absolute Wohltat. Sie ist auch ein wahrer Jungbrunnen und wirkt auf Dauer besser als so manche Botox Behandlung. Zudem kannst du Kopfschmerzen und Migräne mit einer gekonnten Gesichtsmassage in die Flucht treiben.

Beginne damit, dass du das Öl wieder auf deinen Händen verreibst und die Hände ordentlich warm machst. Lege links und rechts nun Zeigefinger und Mittelfinger auf deine Schläfen und führe sanfte und kreisende Bewegungen im Uhrzeigersinn aus. Du sollst einen sanften Druck spüren, es darf jedoch auf keinen Fall schmerzen. Wenn du Kopfschmerzen hast wanderst du nun mit den Fingern weiter zu deinem Nasenansatz. Lege nun den Zeigefinger auf deine Nasenwurzel. Hier beginnst du ebenfalls mit kreisenden und sanften Bewegungen im Uhrzeigersinn. Danach wanderst du mit langsamen und kreisenden Bewegungen hoch bis zu deinem dritten Auge. Dieses befindet sich zwischen deinen Augenbrauen. Auch dieser Bereich wird sanft mit einem leichten Druck massiert.

Danach legst du beide Zeigefinger links und rechts in voller Länge direkt neben deine Nase. Mit sanften Druck streichst du nun entlang der Wangenknochen damit bis hinaus zu den Schläfen. Diese Massage ist nicht nur entspannend, sondern hilft auch sogenannte Krähenfüße und leichte Augenfalten zu reduzieren. Sei vorsichtig, damit du kein Massageöl in die Augen beförderst.

Zwischen Nase und Oberlippe befindet sich das sogenannte Zentrum des Menschen. Massiere diesen Punkt mit einem Finger sanft bis mittelstark mit kreisenden Bewegungen im Uhrzeigersinn. So kannst du kurzfristig und rasch Schmerzen loswerden. Wenn du diesen Punkt leicht klopfst, kannst du Stress abbauen. Dieser Punkt zwischen Nase und Oberlippe nennt sich Philtrum und ist ein wahrer magischer Punkt. Wenn du ihn zum Beispiel etwas fester drückst, dann kannst du Heißhunger unterdrücken. Dies ist interessant, wenn du zum Beispiel mit dem Intervallfasten beginnst und dich von Zeit zu Zeit Heißhunger Attacken quälen.

Lege für den nächsten Schritt die Finger beider Hände flach auf dein Kinn. Die Finger sollen sich in der Mitte treffen. Nun streichst du damit sanft nach links und rechts bis hinauf zu den Ohren. Auch dies ist entspannend und hat einen kosmetischen Nebeneffekt. Du kannst so deine Gesichtskonturen straffen. Wenn du diese Übung jeden Tag für fünf Minuten durchführst, wirst du bereits nach kurzer Zeit eine fast magische Veränderung bemerken. Streich danach dein Kinn aus. Fahre dazu mit der flachen Hand mit sanftem Druck vom Hals aufwärts bis zum Kinn. Auch das ist entspannend und kann sogar ein kleines Doppelkinn mildern.

Eine Gesichtsmassage solltest du immer damit abschließen, dass du die Hände rasch aneinander reibst und danach auf dein Gesicht auflegst. Toll wäre auch ein heißes in Kräuter-Essenz getränktes Tuch, welches du auflegen kannst.

Ebenfalls eng mit dem Vagusnerv verbunden ist der Bauch. Daher sind sanfte Bauchmassagen auch besonders stimulierend und wohltuend. Massiere den Bereich rund um deinen Bauchnabel mit kreisenden Bewegungen, sanft und im Uhrzeigersinn. Diese Massage regt die Verdauung an, hilft bei Bauchschmerzen und regt zudem dein Bauchgehirn an.

Wandere anschließend mit den flachen Händen hoch bis zum Oberbauch. Lege eine Hand flach unterhalb des Brustkorbs in die Mitte und massiere nun den gesamten Bereich mit der flachen Hand und sanften, kreisenden Bewegungen. Dies hilft zum Beispiel gut, wenn dir etwas "schwer im Magen liegt" oder auf den "Magen geschlagen" hat. Damit ist jetzt nicht unbedingt fettes Essen gemeint. Gerade nach Auseinandersetzungen oder Enttäuschungen hat man doch oft ein ungutes Gefühl im Bauch und diese Massage hilft wunderbar dagegen.
Weiter geht es mit einer einfachen Lymphdrainage, welche deine Lymphe in Schwung bringen. So kannst du leichte Stauungen beseitigen und sorgst dafür, dass Schlacken und Giftstoffe besser aus deinem Körper abtransportiert werden. Dazu legst du dich flach auf den Rücken. Wärme deine Hände an und lege sie links und rechts auf deine Leisten, genau in die Beuge. Mit sehr vorsichtigen und sanftem Bewegungen massierst du nun vom Intimbereich ausgehend bis beinahe zum Hüftknochen. Übe einen sanften Druck aus und führe leicht hebende Bewegungen aus.

Danach wandern die flachen Hände weiter bis unter den Rippenbogen. Die Hände treffen sich in der Mitte und du massierst hier auch von innen nach außen mit kreisenden, leicht hebenden Bewegungen im Uhrzeigersinn. Danach geht es weiter bis unterhalb des Schlüsselbeins. Auch hier treffen sich die Hände in der Mitte und du massierst mit denselben Bewegungen von innen nach außen. Danach gehst du einige Zentimeter nach oben und massierst noch einmal oberhalb des Schlüsselbeins. Diese Massage schließt du damit ab, dass du danach sanft deinen Solarplexus von oben nach unten abklopfst. So stimulierst du den Abfluss und auch den Vagusnerv.

Mit der einen Hand massierst du auch ganz bequem die Finger der anderen Hand. Auch die Handflächen lassen sich so bequem massieren und lockern. Dies ist besonders toll nach einem anstrengenden Arbeitstag. Du kannst dies auch rasch zwischendurch im Büro am Schreibtisch machen. Dies hat eine leicht meditative Wirkung und du kannst wunderbar entspannen.

Selbst eine kleine Fußreflexzonenmassage kannst du dir selbst geben. Eine Fußreflexzonenmassage stimuliert sehr aktiv den vagalen Tonus. Dazu setzt du dich am besten bequem auf den Boden oder auf einen Stuhl und schlägst ein Bein über das andere. Du sollst deine Fußsohle gut sehen. Mit Daumen und Zeigefinger massierst du nun deine Zehen. Der Fuß selbst ist der Spiegel unseres Körpers und jeder Bereich des Körpers und jedes Organ ist mit einem speziellen Punkt an unseren Füßen verbunden. Die großen Zehen solltest du ausgiebig massieren, wenn du unter Kopfschmerzen und Migräne leidest. Gut für deine Punkte an den Füßen ist es auch, wenn du häufig barfuß läufst. Auch über Kieselsteine, Waschbetonplatten, Sand und Gras. So kannst du nicht nur die Punkte, sondern auch den Vagusnerv stimulieren.

Aktiviere deine Selbstheilungskräfte mit dem Vagusnerv

Sich selbst heilen, das klingt doch zu schön um wahr zu sein. Doch ist es auch wirklich möglich und wenn ja, wie? Der Vagusnerv hat auch den Beinamen Selbstheilungsnerv. Daher hast du bereits einen großen Schritt in die richtige Richtung getan, wenn du sämtliche Methoden zum Aktiviere und Stimulieren dieses Nervs befolgst.

Doch was genau ist Selbstheilung? Kann man mit mentaler Kraft tatsächlich Wunder bewirken? Glaube kann Berge versetzen und auch du kannst mit eigener Kraft deine Selbstheilung aktivieren. Du solltest damit jedoch nicht erst beginnen, wenn du krank bist. Die Selbstheilungskräfte lassen sich auch wunderbar einsetzen um gesund zu bleiben und eben gar nicht erst krank zu werden. Dafür ist es wichtig, dass du dir in deinem Leben nicht zu viele Sorgen machst. Menschen, die immer an Krankheiten denken und hinter jeder Sommersprosse Hautkrebs vermuten, werden viel häufiger ernsthaft krank. Hier macht sich das Prinzip des Universums und der Autosuggestion bemerkbar.

Es gibt auch tatsächlich wissenschaftliche Studien dazu, dass Selbstheilung funktioniert. Forschungen wurden von Richard Davidson mit tibetanischen Mönchen durchgeführt, die eine spezielle Methode zur Meditation entwickelt hatten. Auch die Psychologin Sara Lazar konnte wissenschaftlich nachweisen, inwieweit sich meditative Zustände positiv auf die Grossrinde auswirken, welche für das eigene Wohlbefinden zuständig ist.

Meditation ist somit das große Geheimnis. Wenn du meditierst und dich dabei so richtig tiefenentspannen kannst, schaffst du eine absolute mentale Entspannung, die sich auf den Kreislauf, den Blutdruck und das Allgemeinbefinden auswirkt. In zahlreichen Langzeitstudien wurde nachgewiesen, dass Menschen, die regelmäßig meditieren bedeutend weniger oft einen Herzinfarkt oder auch Schlaganfall erleiden. Bei dieser Gruppe der meditierenden Menschen waren auch sämtliche Werte wie Blutdruck und Puls bedeutend besser.

Doch wir wollen hier noch einmal von Anfang an beginnen. Es reicht nicht, wenn du dich nun hinsetzt und inbrünstig zu meditieren beginnst. Das würde bedeuten, du zäumst das Pferd von hinten aus. Das A und O ist, dass du an dich selbst und auch an deine Selbstheilungskräfte glaubst. Nur dann hast du auch die mentale Kraft, deinen Körper gesund zu halten und zu heilen. Zweifle nicht daran, das Universum hat dir ein wunderbares Geschenk gegeben, du musst es nur nutzen. Du zweifelst auch nicht daran, dass eine Schmerztablette aus der Apotheke deine Kopfschmerzen beseitigt. Auch wenn du es selbst noch nie ausprobiert hast. Mit der selben Überzeugung solltest du auch daran glauben, dass du alleine ebenso fähig bist, für deine eigene psychische und physische Gesundheit zu sorgen.

Das setzt natürlich voraus, dass du zu deinem Körper ein gutes Verhältnis hast. Du sollst gut zu dir und deinem Körper sein und achtsam mit diesem Geschenk umgehen. Pflege dafür einen gesunden Lebensstil. Achte auf eine gesunde Ernährung, trinke nicht, rauche nicht und versuche, eine ausgeglichene Work-Life-Balance zu führen. Halte dich von negativem und Stress fern. Vor allem solltest du nicht grundlos Ängste aufbauen.

“Ich achte gut auf mich und meinen Körper, daher bleibe ich auch immer gesund” ist das Mantra, das du dir stets ins Gedächtnis rufen solltest. Egal ob du Atemübungen machst, meditierst oder autogenes Training durchführst, dieses Mantra soll dich immer begleiten. Doch du sollst es nicht nur aussprechen und denken, sondern auch dementsprechend leben. Nur wenn du wirklich Lebensfreude verspürst, ein glücklicher Mensch bist und nicht zweifelst, klappt es wie am Schnürchen.

Du kannst keine Wunder erwarten, wenn du mit deinem Körper Raubbau betreibst. Wer jahrelang täglich nur 3 Stunden schläft, raucht, trinkt, Drogen und Psychopharmaka konsumiert, arbeitet bis zum Umfallen und sich von Junk Food ernährt, der darf keinen gesunden Körper und auch keinen gesunden Geist erwarten. Daher, achte auf dich, halte dich gesund, ernähre dich gut und sorge für ausreichend Bewegung. Nur in einem gesunden Körper kann auch ein gesunder Geist wohnen, das wussten bereits die alten Römer.

Es ist auch wichtig, dass du dich auf deine eigene Intuition verlässt. Oft haben wir so ein Gefühl dass etwas nicht stimmt. Sicher ist es dir auch schon passiert und du hattest bei einem Meeting das Gefühl, dass dich die Viren und Bakterien der Besucher nur so anspringen. Lass das Gefühl nicht einfach so verstreichen. Nutze es und stärke dadurch sofort dein Immunsystem. Greife zu gesundem Obst, trinke Vitamin C, guten Tee, geh an die frische Luft, in die Sauna und tu alles dafür, dass die die Viren anderer nichts anhaben können.

Wenn du das Gefühl hast, dass etwas nicht gut für dich ist, dann lass es. Hier arbeitet dein Vagusnerv perfekt mit deinem Bauchgefühl zusammen und warnt dich vor brenzligen Situationen, die im schlimmsten Fall deine Gesundheit oder auch dein leben bedrohen könnten. Wir alle haben dieses wunderbare und körpereigene Frühwarnsystem. Wir müssen es nur nutzen und dementsprechend handeln.

Du schaffst es, deine Selbstheilungskräfte zu aktivieren, wenn du mit positiven Glaubenssätzen lebst. Nimm dein Tagebuch zur Hand und versuche zehn positive Glaubenssätze für dich selbst zu notieren, nach welchen du leben willst. Vielleicht hast du bereits öfter den Begriff Mindset gehört. Genau darum geht es bei diesem Thema.

Überlege, wo in deinem Leben negative Glaubenssätze existieren und wandle diese in positive um.

Nutze für das positive Mindset auch dein Tagebuch. Notiere täglich konsequent fünf Dinge, die dir an diesem Tag besonders gut gelungen sind. Es können Kleinigkeiten sein. Ein Lächeln einer Passantin, der Anruf einer Freundin oder eine Arbeit, die dir besonders gut von der Hand gegangen ist. Täglich gibt es so viele Dinge im Leben, die einfach nur positiv sind. Dein Tagebuch hilft dir dabei, dass du diese auch bewusst erlebst. Es passiert häufig, dass genau diese positiven Momente untergehen.

Wichtig ist auch, dass du die positiven Veränderungen dokumentierst. Jeder Schritt nach vorne, und sei er noch so klein, ist es wert, erwähnt und notiert zu werden. Das steigert die Motivation und gerade in Momenten, in welchen dich Zweifel überkommen, kannst du nachlesen und sehen, wie viel sich in der Vergangenheit schon getan hat und wie weit du bis jetzt gekommen bist.

Mindset - positive Glaubenssätze

Glaubenssätze bestimmen unser Leben. Egal ob positive oder negative Glaubenssätze, ständig denken wir an etwas und über etwas nach. Diese Gedanken bestimmen unsere Lebenseinstellung und somit auch unser Wohlbefinden und den Weg selbst, wie unser Leben verläuft. Somit sollten wir uns bemühen, positive Glaubenssätze und einen starken Mindset zu leben.

Mit einem negativen Mindset stehst du dir nur selbst im Weg. Sicher kennst du das, oder besser gesagt jemandem, bei dem immer alles schief geht. Man spricht hier gerne von Unglücksraben, Pechvögeln oder Menschen, denen einfach Dreck an den Händen klebt. Wenn man jedoch genauer hinblickt, dann haben diese Menschen alle eines gemeinsam, sie haben ein schlechtes Mindset. Sie denken negativ, sie haben das Vertrauen in sich selbst verloren und sie erwarten auch nichts Gutes von der Zukunft. Wer so negativ in den nächsten Tag geht, der darf sich auch nicht wundern, wenn tatsächlich alles schief geht.

Wenn du in einen Wettbewerb gehst, dann machst du das doch um zu gewinnen und nicht um zu verlieren. Ein Pessimist wird mit dem Gedanken in ein Rennen gehen, dass er sich ohnehin nach der ersten Kurve den Fuß brechen wird. Man spricht hier auch von selbsterfüllenden Prophezeiungen. Durch das eigene Erwarten und die eigene Halten wird ein verhalten erzeugt, das automatisch das zuvor erwartete Ergebnis mit sich führt. Da muss im Anschluss niemand überrascht sein.

Im Gegenzug aber hast du mit positiven Glaubenssätzen ein Verhalten, das auch ein positives Ergebnis mit sich bringt. Was ist dir also lieber? Willst du dein eigener Erfolgsverhinderer sein, oder doch lieber auf der Gewinnerseite stehen? Und woher kommen diese Glaubenssätze? Warum sind manche Menschen von Haus aus negativ und andere durch und durch sonnig und scheinen mit der rosaroten Brille geboren zu sein?

Natürlich können negative Glaubenssätze tief in der Kindheit verankert sein. Kinder und Jugendliche, die immer zu hören bekommen, dass sie nicht gut genug, nicht schön genug und nicht schlau genug sind, werden dies auch glauben. Es brennt sich tief ins Unterbewusstsein ein. Doch es ist nie zu spät um das Selbstbewusstsein wieder aufzurichten und an positiven Glaubenssätzen zu arbeiten.

Der wichtigste Punkt ist hier dass du lernst, dich selbst zu lieben. Nimm dich an, so wie du bist. Niemand ist perfekt und gerade das ist auch gut so. Denk nur daran, wie perfekt diese Unperfektheit ist. Wie viele Models wurden gerade wegen ihrer kleinen Schönheitsfehler und Makel berühmt. Wie charmant kann eine Spalte zwischen den Schneidezähnen aussehen und wie sexy kann eine etwas prallere Figur wirken. Ein kleiner Sprachfehler kann ebenso entzückend wirken wie ein leichter Silberblick. Wichtig ist nur, dass du dich mit deinen kleinen Fehlern liebst. Sie gehören zu dir und machen genau deine Individualität aus.

Nimm dich an, denn so bist du und nicht anders. Nur wenn du dich selbst liebst und akzeptierst, können dich auch andere lieben und annehmen. Schließe Frieden mit dir und beweise es einfach der Welt, dass du es Wert bist, geliebt zu werden. Um die positiven Glaubenssätze zu festigen helfen ebenfalls meine Übungen. Du siehst wieder, hier geht alles Hand in Hand. Dein Vagusnerv arbeitet stark und aktiv, wenn du ein positives Leben führst. Ist dein Vagusnerv stark und energetisch, so blickst du auch zuversichtlich in die Welt. Lebst du positiv und zufrieden, bist du weniger anfällig für Krankheiten. Du ziehst automatisch nur das Positive an und bist dein eigener Glücksmagnet. Dadurch entwickelst du auch ungeahnte Kräfte, die sogenannten Selbstheilungskräfte.

Halte dir immer das Gesetz der Anziehung vor Augen. Ohne davor Angst haben zu müssen sollst du daran denken. Es muss dir bewusst werden, dass du, wenn du Angst vor dem Versagen hast, zu hoher Wahrscheinlichkeit auch versagen wirst. In diesem Sinne sieh dich immer gesund und vital und baue auf dein eigenes Glücksmagnet. So funktionieren nun einmal das Gesetz des Universums und das Prinzip der Selbstheilungskräfte.

Tolle Rezepte - gesunde Ernährung für den Vagusnerv

Mens sana in corpore sano ist das lateinische Sprichwort, das du immer bedenken solltest. In einem gesunden Körper lebt auch ein gesunder Geist. Einen gesunden Körper erhältst du nicht nur durch Bewegung und positive Gedanken, sondern auch mittels einer bewussten Ernährung. Die Ernährung spielt, wie du bereits erfahren hast auch für den Vagusnerv eine bedeutende Rolle.

Damit du eine ungefähre Idee davon bekommst, wie eine gute, gesunde Ernährung nach diese Richtlinien aussehen könnte, habe ich hier einen kleinen Plan für dich. Das ist wichtig, damit du auch das Prinzip des Intervallfastens besser verstehst und umsetzen kannst. Genau diese Ernährungsform ist für den Vagusnerv besonders gut und du sollst ja damit los starten können.

In der heutigen Zeit geht der Trend vermehrt zu vegetarischer oder gar veganer Ernährung. Ich selbst halte nicht viel von zu strikten Auflagen und Verboten und finde jede Art von Selbstkasteiung unter Zwang kontraproduktiv. Natürlich ist es verständlich, dass durch Massentierhaltung und viele andere Skandale der Fleischkonsum zurückgehen sollte und auch Fisch und Meeresfrüchte nur bedingt genossen werden sollen, wenn man an die Belastung dieser Tiere denkt. Wer will schon mit seinem Schnitzel oder den Fish and Chips Schwermetalle, Antibiotika und mehr zu sich nehmen.

Ich selbst esse vorwiegend vegetarisch, gönne mit jedoch ein Stück Fisch oder Fleisch, wenn der Körper danach verlangt. Auch bei der Ernährung finde ich, dass man auf sich selbst hören sollte. Auch versuche ich so gut es geht ohne Zucker zu leben. Wenn sich jedoch der Appetit auf ein Stück Schokolade oder eine Torte meldet, dann sollte man auch dem nachgeben. Essen soll glücklich machen und wer sich alles nur verbietet, wird am Ende des Tages frustriert sein.

In meinen Rezepten findest du vorwiegend vegetarische Varianten, die stark von der ayurvedischen Küche beeinflusst sind. Du kannst jedoch jedes einzelne Rezept nach Lust und Laune mit Fleisch oder Wurst komplettieren. Das bedeutet, iss einfach eine Scheibe Salami zum Frühstück oder brate dir zum Gemüse ein Stück Steak. Verwende statt Tofu Huhn, Pute oder Fisch. Dies ist auch praktisch wenn du für die Familie kochen musst. So bringst du unkompliziert alles unter einen Hut.

Das Prinzip des Intervall Fastens

Intervallfasten funktioniert so, dass der Tag, wie in der Kurzbeschreibung bereits erwähnt, in Phasen zum Essen und Phasen zum Fasten eingeteilt wird. Es gibt die unterschiedlichsten Arten des intermittierenden Fastens. Die einfachste Methode, die sich auch am besten in den Alltag und das Berufsleben, sowie das Familienleben integrieren lässt ist das sogenannte 16:8 Prinzip. Hier fastest du 16 Stunden am Stück und hast die darauffolgenden 8 Stunden Zeit um zu essen.

Du kannst praktisch von 10 Uhr vormittags bis 18 Uhr abends essen. Du kannst aber auch erst um 14 Uhr deine erste Mahlzeit essen und musst nach Adam Riese bis 22 Uhr dein Abendessen verzehrt haben.

Wichtig ist, dass nach der letzten Mahlzeit stets die 16 Stunden ohne Essen eingehalten werden. Darum ist es einfacher, das Frühstück etwas hinauszuzögern, gerade, wenn deine Tage stets etwas länger sind.

Während der 16 Stunden Fastenphase darf absolut nichts gegessen werden. Erlaubt sind lediglich Wasser und Tee. Am besten trinkst du Kräutertee, grünen Tee oder Ayurveda Gewürztee, der nicht gesüßt wird. Auch schwarzer Kaffee wäre erlaubt, wenn du Kaffeetrinker bist. Natürlich ohne Milch und Zucker. Ganz wichtig ist, dass du ausreichend Wasser trinkst. Das Wasser kannst du dir mit einem Spritzer Zitronensaft, einer Scheibe Apfel, einigen Beeren, Ingwer und Kräutern nach Wahl aromatisieren. Diese sogenannten Infused Waters sind erlaubt, jedoch keine kohlensäurehaltigen Getränke und natürlich keine Softdrinks und Limonaden.

Während der 8 Stunden Essensphase kannst du auch Säfte trinken. Am besten sind frisch gepresste Säfte und Smoothies. Auch Lassis oder Ayran sind tolle und gesunde Getränke. Versuche jedoch auch während der 8 Stunden auf Cola, Fanta, Sprite und mehr zu verzichten.

Die Rezepte

Die Rezepte sind grob erstellt und du kannst sie natürlich in der Menge und auch von den Gewürzen her nach eigenen Bedürfnissen anpassen. Wenn du es schärfer liebst, greife zu Pfeffer, Cayenne Pfeffer, Chili, Ingwer oder scharfem Paprika und verwende so viele Kräuter und aromatischen Gewürze wie nur möglich. Im Gegenzug aber versuche, mit Salz sparsam umzugehen. Du kannst deine Gerichte wunderbar mit Zitronensaft und Essig säuern. Hast du dich erst daran gewöhnt, so wird dir Salz überhaupt nicht mehr fehlen.

10 Uhr - Frühstück

Vor 10 Uhr kannst du ungesüßten Tee oder Kaffee trinken. Zum Frühstück gibt es zwei Scheiben Vollkornbrot mit Butter, Marmelade - am besten Low Carb ohne Zucker, Käse oder einem Aufstrich aus Avocado, Kichererbsen und Kräutern. Diesen Aufstrich kannst du nach Bedarf abwandeln. Du gibst dazu einfach die Zutaten deiner Wahl in den Mixer. Diese Aufstriche basieren auf einem Humus Rezept.

Humus:

1 Dose Kichererbsen, einen Teelöffel Tahini - Sesampaste, 1 Spritzer Zitronensaft, 1 Spritzer Apfelessig, 2 Chili, 1/2 Bund Petersilie, 1/2 Bund Koriander, 1 Teelöffel Olivenöl

Alle Zutaten mixt du mit dem Mixer oder dem Stabmixer. Du kannst den Aufstrich mit Frischkäse, Joghurt oder Sauerrahm, aber auch mit Avocado oder etwas Mango verfeinern. Würze den Aufstrich nach eigenen Wünschen. Du kannst etwas Parmesan einrühren, aber auch Knoblauch, getrocknete Tomaten und mehr verwenden.

Du kannst zum Frühstück aber auch ein Müsli essen. Verwende dazu am besten ein probiotisches Joghurt, Kefir, Sauermilch oder Buttermilch. Auch Spiegeleier sind absolut erlaubt. Bei dieser Ernährung ist kaum etwas verboten, du solltest lediglich bewusst essen und auf zu viele Kohlenhydrate und Zucker verzichten.

Zwischen 11 und 13 Uhr - Zwischenmahlzeit

Als Zwischenmahlzeit eignen sich am besten Smoothies, Lassis oder Ayran. Diese machen satt und schmecken ganz wunderbar. Zudem versorgen sie deinen Körper mit den benötigten Vitalstoffen.

Für einen grünen Smoothie nimmst du eine Limette, ein Stück Gurke, eine Kiwi, etwas grünes Gemüse wie Brokkoli, Kohl, Pak Choi oder Spinat, Koriander oder andere Kräuter, etwas grünen Tee und gibst alles in den Mixer. Du kannst den Smoothie mit sämtlichem Obst und Gemüse zubereiten. Wenn du etwas Süße benötigst verwendest du dazu am besten eine überreife Banane, Honig, Ahornsirup oder Dattelsüße. Greif nicht zu Zucker und lass auch die Finger von künstlichen Süßstoffen. Stevia wäre okay, sofern du den doch etwas eigenen Geschmack magst.

Für ein Lassi mixt du Joghurt oder Sauermilch mit Mango, Ananas, Beeren oder Bananen und würzt diesen mit Kardamom, Zimt, Nelkenpulver, Ingwer und einer kleinen Prise Kurkuma und schwarzem Pfeffer. Achte immer darauf, dass du Kurkuma und schwarzen Pfeffer zusammen verwendest, da so die Inhaltsstoffe am besten vom Körper aufgenommen werden können.

Für ein Glas Ayran verwendest du Sauermilch oder Ziegenmilch. Du kannst den Ayran sowohl pikant, als auch süß zubereiten. Es kommen Zitronensaft, eine gute Prise Salz und entweder Obst, Kräuter oder Gemüse mit in den Mixer. Gurke oder Tomate eignen sich hierfür ausgezeichnet, aber auch Banane oder Feigen. Wichtig ist hier die Prise Salz, die dich mit Elektrolyten versorgt.

14 Uhr - Mittagessen

Sehr gesunde und schnell zubereitete Mittagessen sind Eintöpfe. Du kannst diese vorbereiten, mit zur Arbeit nehmen und im Büro aufwärmen. Du kannst aber auch Mittagessen und Abendessen austauschen. Dies soll wie gesagt nur eine Anregung und keine strikte Richtlinie sein. Du kannst mittags wenn du arbeitest wunderbar Sandwiches vorbereiten oder Schüttelsalate mit zur Arbeit nehmen. Wenn du Essen am Arbeitsplatz aufwärmst, achte darauf, dass du nicht die Mikrowelle verwendest. Mikrowellen zerstören sämtliche Inhaltsstoffe. Sobald etwas in der Mikro aufgewärmt wurde, ist es tot und hat in etwa so viele Vitamine und Mineralstoffe wie ein Stück Karton.

Eintopf mit Hülsenfrüchten

1 Dose Hülsenfrüchte nach Wahl. Du kannst Erbsen, Linsen, Bohnen oder Kichererbsen verwenden. 2 Kartoffeln, 1 Möhre, 1 Apfel, 1/2 Bund Petersilie oder Liebstöckel, Brokkoli, Karfiol, Kohlrabi, Ingwer, 1 Stange Zitronengras, Zitronensaft, Chili, Apfelessig und Wasser.

Alle Zutaten gibst du einfach klein geschnitten in einen Topf und kochst das Gemüse bissfest. Schmecke den Eintopf nach eigenen Bedürfnissen ab. Du kannst den Eintopf vor dem Essen mit frischen

Kräutern oder auch etwas Parmesan oder geröstetem Zwiebel oder Knoblauch bestreuen. Auch kannst du, wenn du möchtest, den Eintopf mit einem Schuss Kokosmilch oder Sauerrahm verfeinern.

Thai Curry

1 EL Currypaste rot, gelb oder grün, 1 TL Kokosöl, 250 ml Kokosmilch, 1/2 Zucchini, etwas Brokkoli, 1/2 Pak Choi, ein Stück Kürbis, 5 Cherrytomaten, 3 Champignons, 1/2 Scheibe Tofu gewürfelt, Limettensaft, etwas Kokosblüten Zucker, Fischsauce oder Sojasauce, Chili, Kurkuma, schwarzer Pfeffer

Die Currypaste wird im Kokosöl leicht angeröstet. Gieße danach die Kokosmilch ein und rühre kräftig mit dem Schneebesen durch. Die Paste soll sich vollständig auflösen. Nun nur mehr das Gemüse klein schneiden und mit dem Tofu hinzugeben. Für etwa 8 Minuten köcheln lassen und mit den Gewürzen abschmecken. Das Gemüse soll noch schön bissfest sein. Du kannst für dieses Curry sämtliches Gemüse verwenden, aber auch Fleisch, Geflügel, Fisch oder Meeresfrüchte anstatt Tofu nehmen. Auch kannst du dem Curry mit Ananas, Mango oder Äpfeln eine fruchtige Note verleihen. Dies ist nur ein Grundrezept, welches du nach eigenen Wünschen stets modellieren kannst. So hast du mit einem Rezept täglich eine andere Mahlzeit. Auch die verschiedenen Currypasten verleihen dem Gericht immer wieder eine andere Note.

Kartoffeln und Gemüse aus dem Backofen

2 Kartoffeln, 1/2 Zucchini, 1/2 Aubergine, 1 Tomate, 3 Champignons, Balsamicoessig, Olivenöl, Rosmarin, Basilikum oder Thymian

Schneide das Gemüse klein und gib es mit dem Essig, dem Öl und den Kräutern in eine Schüssel. Misch alles gut durch und lass es für etwa 15 Minuten marinieren. Dann verteile es auf einem Backblech, das du mit Backpapier ausgelegt hast. Alles wird nun im Backofen bei 190° Celsius für 22 Minuten gebacken. Für die Familie, aber auch für dich kannst du hier ein schönes Stück Steak zubereiten. Achte beim Fleisch jedoch immer auf die Herkunft und auf eine zuverlässige Bio

Qualität.

Frittierter Tofu

2 Scheiben Tofu, 1 EL Currypaste, Zitronensaft, Sojasauce, 1 EL Kokosöl, Öl zum Frittieren

Die Paste verrührst du mit dem Zitronensaft, der Sojasauce und dem Kokosöl. Der Tofu wird in Würfel geschnitten und darin mariniert. Jeder Würfel soll ordentlich von der Marinade umgeben sein. Nun einfach für 6 Minuten im heißen Öl frittieren. Dazu passt sehr gut ein knackiger Salat aus frischen Wildkräutern, Tomaten und Sprossen. Aber auch bei diesem Rezept kannst du der Fantasie freien lauf lassen.

16 Uhr - Snack

Du kannst nach Lust und Laune Obst und Gemüse snacken. Auch ein Sandwich, ein Stück Kuchen - am besten Low Carb, Joghurt oder auch ein Shake sind möglich.

17.30 - Abendessen

Plane das Abendessen so, dass du um 18 Uhr fertig bist, denn wenn du um 10 Uhr gefrühstückt hast, darfst du nach 18 Uhr laut dem 16:8 Prinzip nichts mehr essen.

Gegrillter Sellerie mit asiatischem Tomatensalat

2 Scheiben Sellerie mit einer Dicke von knapp 1 cm, Salz und Pfeffer, getrocknete Kräuter, etwas Öl zum Braten, 3 Tomaten, 1 Schalotte, 1/2 Bund Koriander, 2 Chili, 2 EL Kombucha Essig, 1 TL Kokosöl, 1 Spritzer Limettensaft, 1 Spritzer Sojasauce

Den Sellerie in kochendem Wasser für 2 Minuten blanchieren, herausnehmen und gut abtrocknen. Salzen, pfeffern, mit den Kräutern würzen und im Öl von beiden Seiten für etwa 3 Minuten braten. Tomaten, Schalotte, Koriander und Chili klein schneiden und mit Essig, Öl, Limettensaft und Sojasauce marinieren.

Du kannst natürlich sämtliche Salate verwenden und anstatt Sellerie kannst du zum Beispiel auch Kohlrabi oder Tofu braten. Für die Fleischesser funktioniert es auch mit einem Steak, einer Hühnerbrust oder einen saftigen Stück Lachs oder Thunfisch.

Du siehst, das Intervallfasten ist überhaupt nicht kompliziert und schränkt dich auch in keinster Weise ein. Du kannst schnelle Suppen, Nudelgerichte - am besten mit Vollkornnudeln, Reisgerichte - auch hier am besten mit Vollkornreis, aber auch mal eine Pizza oder ein Schnitzel essen. Wichtig ist nur, dass du die 16 Stunden am Stück ohne zu essen einhältst. Diese Phase ist wichtig für deinen Organismus. Diese Zeit nutzt er um ausgiebig zu verdauen, zu verwerten und sich zu regenerieren. Dadurch wird auch dein Vagusnerv stimuliert und deine Selbstheilungskräfte bestärkt.

Wenn du bereits auf einem guten Weg bist, dich gesünder zu ernähren, dann solltest du auch versuchen, immer mehr pflanzliche Kost und vor allem auch Rohkost in deinen Speiseplan einzubauen. Das tut Körper, Geist und Seele gut. Es regt die Verdauung an und schlechte Zellen können sich in diesem nun sehr basischen Milieu nicht verbreiten. Bei vielen ernsthaften Erkrankungen kann mit dieser Form der Ernährung sehr viel erreicht werden, da hier das perfekte Zusammenspiel von gesunden Inhaltsstoffen und dem Vagusnerv erreicht wird. Du bist was du isst und wer sich gesund ernährt, unterstützt seinen Körper dadurch, gesund zu bleiben oder zu werden.

Mach dir jedoch keine Vorwürfe und hab kein schlechtes Gewissen, wenn du einmal hemmungslos in die Chipstüte greifst oder den ein oder anderen Cheat Day einlegen musst. Bei allem steht trotzdem im Vordergrund, dass du dich wohl fühlst, dass du glücklich bist und du dich nicht eingeschränkt fühlst.

Meditation

Meditation ist der vielleicht wichtigste Schritt, um den Vagusnerv zu stimulieren und Entspannung und Wohlbefinden zu erlangen. Meditation schenkt dir innere Ruhe, Ausgeglichenheit und hilft dir, dich selbst und auch andere zu lieben, anzunehmen und achtsam zu sein. Durch Meditation erreichst du eine neue Dimension und siehst das Leben gelassener. Du lernst mit brenzligen Situationen besser umzugehen, dir nicht mehr zu viele Sorgen zu machen und auch deine Selbstheilungskräfte zu aktivieren.

Es gibt viele Arten der Meditation und wenn du Angst hast, stundenlang schweigend daliegen zu müssen, kann ich dir diese Sorgen abnehmen. Ich habe einige Methoden für dich, besonders wirksame Kurzmethoden, welche dir den Einstieg erleichtern.

Meditation hat zwar sehr viele spirituelle Ansätze. Gerade in fernöstlichen Klöstern, egal ob im Buddhismus, Hinduismus oder Taoismus, gehören Meditationen zum täglichen Leben. Doch auch wenn du absolut nicht glaubst, dann kannst du dennoch in Meditation die Erfüllung finden. Ich stelle dir nun etliche Methoden vor, aus welchen du dir eine oder mehrere aussuchen kannst. Probiere einfach nach und nach alles durch und bleib bei jener, bei der du dich angekommen und zu Hause fühlst. Auch ist es ganz normal, dass sich mit der Zeit dein Meditationsverhalten verändert. Diese Schritte solltest du stets in deinem Medtiationstagebuch festhalten. So hast du immer einen schönen Vergleich, dazu kommen wir jedoch im Anschluss.

Meditationen werden grob in Ruhe- oder Stillemeditationen, Achtsamkeits- oder Einsichtsmeditationen, Konzentrationsmeditationen und transzendentale Meditation eingeteilt. Diese zählen zur Gruppe der passiven Meditationen. Zu den aktiven Meditationen zählen der Zen Buddhismus, Tantra, Yoga und fernöstliche Kampfkünste. Zudem gibt es neue fernöstlich inspirierte Meditationsmethoden. Zu diesen zählen die Geh Meditation, Tanz-Meditation, Musik und Rezitation Meditationen und Schamanen Meditationen. Zudem entwickeln viele ihre eigenen Kombinationen und dadurch ist dieses Gebiet so spannend und facettenreich.

So viele Gesichter die Meditation hat, so unterschiedlich sind auch die Meditationshaltungen. Du kannst am besten im Liegen oder im Sitzen meditieren. Auch hier gibt es unterschiedliche Positionen und zusätzlich die verschiedensten Mudras, wie hier die Haltung der Hände und der Finger genannt werden. Asanas sind die speziellen Sitzhaltungen, wie sie auch im Yoga vorkommen. Die bekannteste Sitzhaltung ist der Lotussitz, der auch bei Anfängern meist als sehr angenehm empfunden wird. Auch kannst du zum Beispiel beim Gehen oder Arbeiten meditieren. Im Buddhismus werden meditative Arbeiten als Samus bezeichnet.

Das schöne an der Meditation ist, jeder kann es lernen und es ist absolut unkompliziert. Auch wenn du zu Beginn nach fünf Minuten bereits genug hast, am nächsten Tag sind es vielleicht sieben Minuten, dann zehn und später eine Stunde oder wie lange du auch immer meditieren möchtest. Zudem kannst du bereits nach kürzester Zeit eine Wirkung bemerken. Du wirst gelassener, selbstbewusster und wacher. Du kannst dich im Alltag besser konzentrieren und fokussieren. Also sollten wir nun endlich los starten.

Suche dir einen ruhigen Ort um zu meditieren. Gerade am Anfang ist die absolute Stille das A und O. Später wird es dir auch möglich sein, in trubeliger und lauter Umgebung abzutauchen. Doch zu Beginn ist es etwas schwieriger nichts zu denken, wenn Umgebungsgeräusche dich vom Gegenteil überzeugen möchten. Während der Meditation bedeutet das auch: Mobiltelefon weg, Radio und TV aus und auch die Kinder, Freunde oder der Partner sollten dir diese Zeit in aller Ruhe gönnen. Die Meditation ist deine persönliche, kleine Auszeit, auf die du auch ruhig selbstbewusst und energisch bestehen kannst.

Der Ort soll also ruhig, angenehm temperiert und gut durchlüftet sein. Dir soll während der Meditation weder heiß noch kalt werden, da dich das nur ablenken würde. Du kannst für ein angenehmes Ambiente nach deinem eigenen Geschmack sorgen. Räucherstäbchen oder Weihrauch, Duftlampen, Duftkerzen, Salzlampen, indirekte Beleuchtung oder was auch immer dich glücklich macht sollte hier als Kulisse dienen. Wichtig ist auch, dass du bequem gekleidet bist. Es soll kein Hosenbund zwicken - du sollst dich einfach frei und unbeschwert fühlen.

Ich habe meinen Meditationsplatz sehr simpel hergerichtet. An der Wand hängt ein orange-pinker Wandteppich mit einem großen Ganesha, in einem Eck steht eine Orchidee und daneben ist die Halterung für meine Räucherkegel. Ich habe eine Himalaya Salzkristalllampe und einige kleine buddhistische und hinduistische Figuren stehen. Es ist für mich ein Ort zum Wohlfühlen und ich ziehe mich dorthin zum Lesen zurück. Am Boden habe ich eine Yogamatte liegen und zwei Kissen für den Nacken und für die Kniekehle, da ich diesen Ort auch für Atemübungen und Yoga nutze.

Für die erste Meditationssitzung reicht es zum Beispiel, wenn du nur deine perfekte Meditationshaltung herausfindest. Die richtige Sitzhaltung ist wichtig, da diese für dich absolut bequem sein muss. Es dürfen dir während der Meditation weder die Füße noch der Po einschlafen und du sollst auch keine Schmerzen spüren. Auch das würde dich nur ablenken. Bei allen Sitzhaltungen ist es wichtig, dass du den Rücken gerade hältst. So kann die Atemluft optimal zirkulieren und du kannst ungehindert in den Bauch atmen.

Eine sehr angenehme Sitzhaltung ist der gewöhnliche Schneidersitz. Er wird auch als Sukhasana bezeichnet und deine Beine sind dabei vor deinem Körper zu einer Brezel gekreuzt. Die Schultern sollen entspannt und locker herabhängen und die Hände liegen locker auf den Oberschenkeln auf. Der Rücken ist gerade. Gewöhne dir an, dass du die Handflächen nach oben drehst. So ist es einfacher, Energie zu empfangen. Du kannst dir auch ein Sitzkissen unter den Po schieben und eine weiche Matte unterlegen, falls deine Knöchel zu hart aufliegen. Wie gesagt, es soll für dich gemütlich sein.

Die Sitzhaltung Muktasana ist dem Schneidersitz sehr ähnlich. Hier werden die Beine nicht wie eine Brezel gekreuzt sondern liegen parallel abgewinkelt hintereinander.

Der halbe Lotussitz wird Ardha Padmasana genannt. Dabei gehst du zuerst in den Schneidersitz und legst anschließend einen Fuß auf den Oberschenkel, während der andere Fuß am Boden bleibt. Die Beine sind jedoch wie beim Schneidersitz zu einer Brezel überkreuzt. Beim vollständigen Lotussitz, dem Padmasana liegen beide Füße auf den jeweiligen Oberschenkeln auf. Es ist eine etwas kompliziertere Variante des Schneidersitzes. hast du dich jedoch einmal an diese Haltung gewöhnt, so wirst du sie lieben. Es ist gleichzeitig auch eine beliebte Yogahaltung.

Beim Fersensitz, dem Vajrasana, legst du die Unterschenkel abgewinkelt nach hinten ab und setzt dich auf die Fersen ab. Achte darauf, dass die Oberschenkel gerade und parallel gehalten werden.

Du kannst aber auch auf einem Hocker, einem Stuhl oder einer Bank sitzen. Wichtig wäre, dass du nicht zu sehr einsinkst, da es so schwieriger ist, den Rücken gerade zu halten und somit könntest du nicht ungehindert und frei tief in den Bauch einatmen. Du kannst aber auch im Liegen meditieren. Ich schiebe dazu stets ein Kissen unter den Nacken und unter die Knöchel. Beim Meditieren im Stehen ist es wichtig, dass du ebenfalls auf eine gerade Körperhaltung achtes. Die Schultern sollen locker bleiben und nicht verkrampfen und auch der Kopf wird gerade gehalten.

Ob du dich in dieser Meditationshaltung wohl fühlst bemerkst du bereits nach wenigen Minuten. Es soll nichts zwicken oder versteifen. Versuche nun tief in den Bauch zu atmen, wenn dies möglich ist, dann sitzt du perfekt. Schließe nun die Augen und atme ganz ruhig ein und aus. Versuche, an nichts zu denken. Schüttle alle Gedanken und alle Ablenkungen ab. Sobald sich Gedanken einschleichen, verscheuche diese.

Konzentriere dich rein auf deinen Atem. Folge deinem Atem, wie er durch die Nase in deine Lungen und über den Mund wieder austritt. Wenn es dir schwer fällt, keine anderen Gedanken zu haben, dann kannst du dabei deine Atemzüge zählen. Spüre, wie sich dein Bauch beim Einatmen hebt und beim Ausatmen wieder senkt. Du kannst den Atem auf deinen Lippen spüren und fühlen, wie der Sauerstoff dir gut tut. So schaffst du es, dass deine abschweifenden Gedanken immer wieder zur Meditation zurückkehren.

Für den Anfang solltest du versuchen, dich 5 Minuten rein auf die Meditation zu konzentrieren und darauf, dass deine Gedanken nicht abschweifen. Steiger es nun von Tag zu Tag und schon nach einer Woche wirst du sehen, dass es dir viel leichter von der Hand geht. Wenn du deine Gedanken nicht stoppen kannst, dann ärgere dich nicht, führe sie nur sanft wieder zurück zur Atmung.

Vielleicht fühlst du dich mit dieser ruhigen Meditation auch nach zwei Wochen noch nicht so richtig wohl. Dann bist du vielleicht eher der Typ für eine aktive und dynamische Meditationstechnik. Hier ist die sogenannte Osho Meditation eine der beliebtesten. Diese Meditation ist auch perfekt, um energiegeladen in den Tag zu starten. Am besten führst du diese Meditation noch vor dem Frühstück, auf nüchternen Magen aus. So hat sie die beste Wirkung.

Beginne mit einer tiefen und sehr schnellen Atmung, die du etwa 10 Minuten durchhalten solltest. Danach folgt der vokale Teil dieser Meditation. Nun werden 10 Minuten gelacht, gerufen, geweint, gebrüllt und du kannst deinen Emotionen freien Lauf lassen. Danach folgt für 10 Minuten die motorische Phase. Nun kannst du tanzen oder hüpfen, deinen Körper schütteln oder die Hüften kreisen lassen. bewege dich einfach so, wie du gerade fühlst. Danach gibst du dir selbst ein Stop-Zeichen und verharrst für 10 Minuten in Ruhe. Die Atmung beruhigt sich und du kannst etwas in dich gehen. Die letzten 10 Minuten werden vertanzt. Du kannst nun eine beliebige Musik einschalten und mit voller Energie den Tag beginnen. Diese Meditation ist eine perfekte Mischung aus Meditation, Atemübung und Sport. Die Osho Meditation ist ideal für alle, die die sogenannten Hummeln im Hintern haben und dennoch etwas bewusster werden möchten.

Metta ist eine buddhistische Meditation für mehr Liebe und Güte. Metta bedeutet im Sanskrit Liebe, Freundschaft und Freundlichkeit. Für diese Meditation solltest du eine ideale Sitzhaltung einnehmen. Du beginnst diese Meditation mit dem Schließen der Augen und einer sehr ruhigen und tiefen Zwerchfellatmung. Genieße die Stille und lass sie auf dich wirken. Danach geht es darum die liebende Güte an sich selbst und an andere Menschen zu verteilen. Schicke von ganzem Herzen diese liebende Güte zu dir und spüre, wie sie dich erfüllt. Danach schickst du sie an die lieben Menschen in deiner Umgebung. Freunde, Familie werden natürlich damit bedacht, aber auch Arbeitskollegen, die im Umgang etwas schwierig sind. Auch Menschen, die nicht auf deiner Favoritenliste stehen werden bei dieser Meditation mit der liebenden Güte bedacht. Schicke die Güte und Liebe an Menschen, die es gerade benötigen. Sei es in Krisengebieten, in Kriegsgebieten oder an Orten an welchen sie gerade stark benötigt wird. Du kannst dafür auch Mantras verwenden wie: "Liebe soll mit allen Menschen sein", "Du sollst glücklich sein". Diese helfen dir dabei, ganz bei der Meditation und bei dir zu bleiben. Du kannst durch diese Meditation die Beziehung zu deinen Mitmenschen verbessern - ein wichtiger Punkt auch dabei, deinen Vagusnerv zu aktivieren.

Sehr spannend ist auch die transzendentale Meditation, kurz TM, von Maharishi Mahesh Yogi. Die ältere Generation kennt diesen Yogi noch, der ab den 1967-er Jahren der spirituelle Berater der Beatles wurde. Seine transzendentalen Meditation entwickelte er jedoch bereits in den 1955-er Jahren. Bei dieser Meditation wurde vom Yogi selbst stets ein individuelles Mantra an den Meditierenden vergeben. Hier handelte es sich um ein geheimes Mantra und die Kosten, um vom Yogi selbst das Mantra zu erhalten waren beeindruckend hoch. Doch du kannst dir auch dein ganz persönliches Mantra schaffen, welches nur dein Leben und deine Situation betrifft. Suche dir dazu deine vielleicht größte Schwäche oder das Problem, welches dich am stärksten bedrückt. Formuliere dazu ein positives Mantra und verwende es für die TM. Sieh dir zu dieser Meditation die Dokumentation "David wants to fly" an, die du auf Youtube und anderen Download Portalen finden kannst.

Zazen, das Meditieren im Zen Buddhismus

Bei dieser Meditation sitzt du. Das Besondere daran ist, die Augen sind offen oder halboffen, du praktizierst jedoch niemals das Sehen nach außen. Der Blick ist nach innen gerichtet und du beobachtest deinen Körper, den Geist und die Seele. Spüre dein liebendes Herz. Fühle wie es schlägt und Wärme versprüht. Bemerke deinen mitfühlenden Geist und erkenne, wie du Empathie lebst. Sieh auch deine verzeihende Seele, die dir selbst und auch anderen jederzeit vergeben kann. Diese Meditation ist auf Achtsamkeit aufgebaut und reduziert sowohl Stress, während sie auch deine Aufmerksamkeit verbessert und für eine gute emotionale Stabilität sorgt.

Konzentrations-Meditation mit einem Objekt

Diese Meditation ist ebenfalls für Einsteiger sehr gut geeignet, da sich hier die Gedanken auf etwas bestimmtes fokussieren lassen. So schweifen diese weniger häufig ab, oder du findest auf jeden Fall rasch den Weg wieder zurück. Dazu nimmst du eine für dich bequeme Meditationshaltung ein. Vor dich platzierst du ein Objekt. Das kann ein brennendes Räucherstäbchen, eine Kerze, aber auch eine Blumenvase oder ein Bild sein. Du kannst dich auch auf einen bestimmten Punkt in deinem Meditationsraum konzentrieren. Vielleicht auf ein Bild oder einen Stuhl. Fahre deinen Atem herunter und atme tief in den Bauch. Fixiere dein Objekt und denke an nichts anderes als das Betrachten dieses Objekts. Du kannst auch die Augen schließen und das Objekt vor deinem geistigen Auge betrachten. Wichtig ist, dass deine Gedanken nicht abschweifen, oder sofort wieder zurückkehren. So steigerst du unter anderem auch deine Konzentration. Mit dieser Meditation kannst du dich wunderbar auf Prüfungen vorbereiten und deine Aufmerksamkeitsspanne trainieren. Du verbesserst damit deine Leistungsfähigkeit und auch der Vagusnerv wird dadurch sehr gut stimuliert.

Die Bodyscan Meditation

Diese Form der Meditation ist ebenfalls eine Art der Achtsamkeitsmeditationen. Nimm eine bequeme Position ein. Am besten lässt sich diese Meditation im Liegen durchführen. Sie eignet sich auch toll, wenn du zum Beispiel unter Einschlafschwierigkeiten leidest. Häufig kommt es vor, dass die Meditierenden bei dieser Meditation einfach einschlafen. Schließe die Augen und konzentriere dich zuerst auf deinen rechten Fuß. Lenke die Aufmerksamkeit auf jeden einzelnen Zeh. Wandere dann zu dem anderen Fuß und den gesamten Körper hinauf bis zu deinen Haaren. Du kannst die Meditation später auch immer wieder abwandeln. Stell dir vor, wie der besagte Körperteil kribbelt, heiß oder kalt wird. Du kannst auch mit imaginärer Leichtigkeit oder Schwere arbeiten. Hier sind der Fantasie und den Möglichkeiten keine Grenzen gesetzt.

Geführte Meditationen

Vielleicht hast du das Glück und in deiner Umgebung werden diese geführten Meditationen angeboten. Oft sind sie auch Teil in Wellness-Betrieben. Falls du keine findest, oder diese lieber alleine durchführen möchtest, suche im Internet nach sogenannten Meditations-Geschichten. Auch gibt es CDs oder Ebooks, welche dir Geschichten erzählen, zu denen du meditieren kannst. Häufig sind diese Geschichten von Klängen und Geräuschen begleitet, wie zum Beispiel Klangschalen, Glocken oder Vogelgezwitscher. Du konzentrierst dich rein auf die Stimme und versuchst, nicht abzutriften. Eine gute Vorübung dazu ist es, ein simples Hörspiel auf CD anzuhören. Auch normale Hörbücher eignen sich für diese Art der Meditation. Es sollten jedoch ruhige und entspannende Geschichten sein, die erzählt werden. Krimis oder Thrillers sind hierfür eher kontraproduktiv und somit suboptimal.

Die Geh Meditation

Diese Meditation ist toll, wenn du dich gerne in der Natur aufhältst. Sie kann aber auch ein Anreiz für alle sein, die sich mehr bewegen sollten. Bei dieser Meditation kommen einige Komponenten zusammen, die deinem Vagusnerv gut tun. Die Bewegung selbst ist natürlich perfekt und auch die frische Luft und die Sonne machen einen wichtigen Beitrag aus. Bei der Geh Meditation kannst du deine Achtsamkeit und auch deine Konzentration steigern. Du entspannst deinen Geist und deine Seele und tust dem Körper etwas Gutes. Bei dieser Meditation konzentrierst du dich auf deine Schritte. Du nimmst jeden Millimeter wahr, den sich dein Fuß hebt. Du fokussierst dich darauf, wie sich das Bein abwinkelt, durch die Luft gleitet und wieder aufsetzt. Du schenkst dem Untergrund deine Aufmerksamkeit, auf dem du dich bewegst. Barfuß hat die Geh Meditation dadurch auch eine weit größere Wirkung. Du spürst, wie du bei jedem Schritt noch mehr geerdet wirst und wie du mit der Welt Eins wirst in Liebe und Vertrauen. Nimm die Geräusche wahr, die um dich ablaufen. Werde Eins mit dem Gezwitscher der Vögel, die nur für dich singen und höre darauf, was die Welt dir zu erzählen hat. Die Geh Meditation ist ein super Werkzeug, um zum Beispiel in der Mittagspause wieder Kräfte zu tanken und den Arbeitsstress abzuschütteln.

Tantra - mehr als nur erotische Erleuchtung

Viele bringen Tantra sofort mit erotischen Gedanken und Sex in Verbindung. Es taucht der Zusammenhang mit dem Kamasutra auf und natürlich hat es stets einen Hauch von Erotik in sich, wenn gewollt, aber eben nicht nur. Es handelt sich hier vielmehr um eine indische Philosophie und Religionsform, welche bereits ab dem 2. Jahrhundert entwickelt wurde. Du fokussierst dich hier zum Beispiel auf deine äußeren, aber auch inneren Geschlechtsmerkmale. Nimm deinen Busen wahr, spüre deine Männlichkeit oder deine Weiblichkeit und mach dich bereit Liebe zu geben und zu empfangen. Für Paare gibt es tolle, sogenannte Neo Tantra Workshops, die nichts Anrüchiges an sich haben. Gerade für Beziehungen, in welchen es etwas kriselt oder wenn man sich etwas fremd geworden ist, sich auseinander gelebt hat, kann diese Art der Meditation ein wahres Geschenk sein. Du kannst diese Meditation jedoch auch zu Hause mit deinem Partner durchführen. Setzt euch am besten nackt gegenüber, schließt die Augen und konzentriert euch nur auf die Nähe. Ein Streicheln durchs Haar oder eine Berührung an der Schulter und andere Tantra Praktiken helfen dabei, wieder zueinander zu finden.

Die Enlightenment Intensive Meditation

Dies ist eine Meditations-Methode, die ebenfalls schon in den 1968-er Jahren entstanden ist und von Charles Berner entwickelt wurde. Hierbei handelt es sich um eine sogenannte Gruppen und Therapie-Meditation, die meist über mehrere Tage hinweg andauert. Hier verbinden sich Gespräche und Meditation und Perioden des Schweigens werden von Gesprächsübungen abgewechselt. Während der Gespräche dreht sich alles um das Finden der eigenen Persönlichkeit. Stets wird von einem Sprecher die Frage: “Sag mir wer du bist” gestellt und die übrigen Teilnehmer lassen hier einen tiefen Einblick in ihr Innerstes zu. Es geht dabei darum, richtig tief zu gehen und abseits von Ego und Wunschdenken das eigene Ich gut zu beschreiben. So finden viele zu neuen Erkenntnissen.

Wie du die ideale Meditationsart findest

Die richtige Meditationsart zu finden ist nicht ganz so einfach, wenn du dich noch nie damit befasst hast. Wenn du alle Varianten ausprobierst, kann dies zunächst etwas überfordernd sein. Und genau das sollte Meditation ja nicht mitbringen - es soll dich ausschließlich entspannen. Daher solltest du vor dem großen Start nachdenken, wo deine Bedürfnisse liegen. Dazu ist es auch wieder gut, wenn du dein Tagebuch zur Hand nimmst. Hier notierst du nun, wie du dich selbst beschreiben würdest. Ruhig und in dich gekehrt oder eher aufgeweckt und quirlig - danach kannst du schon eine bessere Auswahl treffen.

Lies dir die Beschreibungen gut durch und höre auf dein Bauchgefühl. Meist liegt die eigene Intuition goldrichtig. Oft kommt es auch auf die Tagesverfassung an. An manchen Tagen sehnt man sich nach mehr Ruhe, während man an anderen Tagen eher zu dynamischen Meditationen greifen möchte. Musst du Frust ablassen, dann ist eine getanzte Meditation garantiert besser geeignet als eine Mantra- oder Objektmeditation, bei der du nur unruhig am Platz herumzappeln würdest.

Nach einiger Zeit wirst du bemerken, wie die Meditation deinen kompletten Alltag im positiven Sinn beeinflusst. Du kennst sicher die Situationen, man sitzt beim Arzt oder auf einem Amt und es steht eine unendlich wirkende Wartezeit bevor. Als ich noch nicht regelmäßig meditiert hatte, waren diese Termine für mich nahezu unerträglich. Die Minuten schienen sich wie Kaugummi zu ziehen und die Zeit wollte auch nicht vergehen. Ich wurde schnell ungeduldig, ärgerlich und meine Nerven schienen dünn wie Seidenfäden zu sein. Mittlerweile aber nutze ich die mir geschenkte Zeit, gehe automatisch in mich und oft wundere ich mich, dass tatsächlich bereits 2 Stunden vergangen sein sollen. Ob es ein Stau ist oder eine lange Warteschlange, durch die Meditation bringt mich nichts mehr so schnell aus der Ruhe. Zudem habe ich gelernt, mich sehr gut mit mir selbst beschäftigen zu können. Eine Topfpflanze am Fenstersims des Wartesaals animiert mich spontan zu einer Objekt Meditation und die Zeit vergeht so wie im Flug. Anstatt wie früher genervt zu sein, entspannen mich nun diese Wartezeiten.

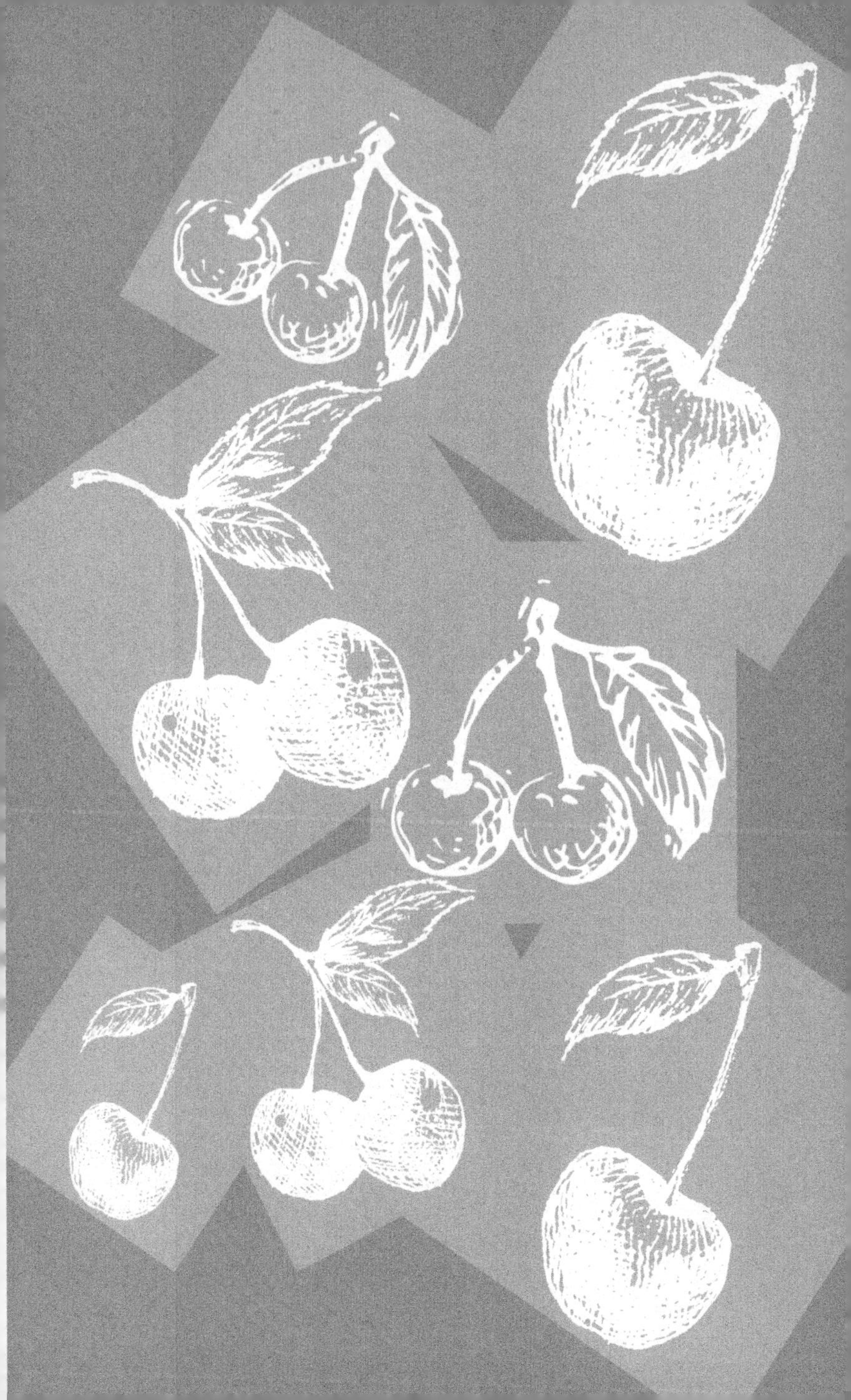

- KAPITEL VIER -

Teil 3: Erfolgs-geschichten des Vagusnervs

In diesem Kapitel möchte ich dir von einigen Erfolgsgeschichten erzählen. Dabei geht es nicht um meine eigene Erfolgsgeschichte, obwohl diese wohl am persönlichsten wäre. Doch ich möchte dir zeigen, dass auch viele andere Menschen vom Vagusnerv profitieren konnten.

Bei mir ist es so, dass sich meine Diagnose sicher nicht so toll verarbeiten ließ, wenn ich nicht diese Methoden zur Aktivierung des Vagusnervs gekannt hätte. So aber war es für mich wirklich einfach. Ich bin weder in ein depressives Loch gefallen, noch war ich verzweifelt oder mit mir und der Welt im Unreinen. Ich habe von Anfang an auf meine Selbstheilungskräfte vertraut und der Erfolg hat mir absolut recht gegeben.

Von einer Studie muss ich dir unbedingt erzählen. Hier geht es um ein Thema im Zusammenhang mit dem Vagusnerv, welches wir bis jetzt noch nicht behandelt hatten. Amerikanische Wissenschaftler hatten sich in einer Studie damit beschäftigt, inwiefern der Vagusnerv auch für Übergewichtige zum Positiven genutzt werden könnte. Hier wurden 20 Patienten behandelt, die einen BMI von 30 bis 37 aufwiesen und somit stark übergewichtig waren. Über eine Sonde wurde den Patienten ambulant das kalte und flüssige Edelgas Argon in einen Zweig des Vagusnervs geleitet. Durch diese Kryoablation wurde der Hungernerv lahmgelegt und die Patienten konnten so einfach wie noch nie abnehmen. Alle Studienteilnehmer sprachen gut auf die Behandlung an und hatten keine Heißhungerattacken während der Diät. Schon nach einer Woche konnten mindestens 4,5% des Übergewichts reduziert werden. Nach nur 90 Tagen hatten die Probanden im Durchschnitt knapp 14% ihres Übergewichtes abgenommen. Zu diesem Zweck werden zum jetzigen Zeitpunkt noch zahlreiche weitere Studien durchgeführt.

Eine weitere Erfolgsgeschichte handelt von einem Komapatienten, der mit 35 Jahre nach einem Autounfall für 15 Jahre im Wachkoma lag. Neurowissenschaftler aus Lyon untersuchten diesen Fall sehr explizit, da sie ausschließen wollten, dass es sich hier um einen Einzelfall handelte. Die Neurowissenschaftlerin Angela Sirigu vom Instituts für Kognitionsforschung Marc Jeannerod in Frankreich begann die Behandlung und stimulierte den Vagusnerv mit leichten Stromstößen. Es wurde ein sogenannter Nervenstimulator in die Brust des Patienten implantiert und bereits nach wenigen Monaten konnte der Patient auf die Außenwelt reagieren und zeigte ein Lächeln und reagierte sogar auf einfache Anweisungen.

Auch Studien in Toronto, die sich mit Alzheimer-Erkrankungen beschäftigten, konnten mit gezielter Stimulation des Vagusnervs viele Erfolge verbuchen. Auch hier gehen die Studien weiter und weltweit wird in diesem Zusammenhang immer öfter auf die elektronische Stimulation des Vagusnervs gebaut.

Noch viel spannender sind einzelne, vermeintlich kleiner Erfolgsgeschichten, wie die eines 50 jährigen Mannes, der sein Leben lang unter Zwangsstörungen leiden musste. Er hatte täglich 18 bis 20 Stunden, die er unter den Zwängen leiden musste und zwischen den Anfällen oft nur 5 Minuten Pause. Er konnte kaum mehr, essen, da alle Lebensmittel durch seine eigenen Zwänge verboten waren, er konnte nur mehr angekleidet schlafen, benötigte morgens Stunden um sich anzukleiden, konnte nicht gehen, ohne sich alle paar Meter niederzuknien und auch Auto fahren war nicht mehr möglich. Im Jahr 2002 erfuhr der Mann von einer Behandlung an der Universitätsklinik Köln. Er wollte sein Glück probieren und den Vagusnerv mittels Elektrotherapie stimulieren lassen. Sämtliche andere Therapien hatten bis dato nicht angegriffen, also hatte dieser Mann nichts mehr zu verlieren. Er ließ sich das Gerät einpflanzen und nach wenigen Wochen wurden die Zwänge deutlich weniger. Nach einigen Jahren konnte der Mann nun erstmals auch wieder selbständig Auto fahren und auch das Essen und Bewegung in der Öffentlichkeit war wieder möglich. Der Vagusnerv war für diesen Mann die letzte Rettung und auch ein kleines Wunder, an welches er selbst nicht mehr geglaubt hätte.

Der Entspannungstest - wie entspannt bist du?

Eigentlich wissen wir meist selbst ganz genau, wie entspannt oder auch verkrampft wir in gewissen Situationen sind. Oft jedoch schätzen wir uns komplett falsch ein, oder belügen uns selbst. Natürlich möchte jeder in allen Situationen locker und entspannt sein, doch in vielen Fällen gelingt das einfach nicht. Mit diesem kurzen Test kannst du selbst schnell herausfinden, auf welchem Level du stehst und womit du in Zukunft am besten arbeiten könntest. Dieser Test ist simpel und die Fragen lassen sich einfach mit ja oder nein beantworten. Ein kleiner Tipp am Rande: Trage das Ergebnis in dein Tagebuch ein und wiederhole den Test in einigen Wochen ein weiteres Mal. Du wirst garantiert vom neuen Ergebnis begeistert sein. Nun aber zu den Testfragen - und keine Angst, niemand beurteilt oder verurteilt dich. Der Test ist lediglich dazu da um zu erkennen, ob du dich richtig einschätzt und wie es mit deiner Relaxtheit in Wahrheit steht. Nutze die Gelegenheit und teste dein Wissen jetzt direkt am Handy! Komplett kostenlos, unverbindlich und garantiert ohne Werbung! Scanne dazu einfach den QR-Code!

Tipp:
Falls Du nicht weißt, wie das mit dem QR-Code funktioniert, haben wir am Ende dieses Buches eine Anleitung für Dich verfasst.

Die Auswertung

Beantworte die Fragen ganz ehrlich, auch wenn du die Auswertung dadurch schon erahnen kannst. Wichtig ist, dass du zu dir selbst ehrlich bist, denn nur so kannst du dein Wohlbefinden und auch deinen Entspannungsgrad verbessern.

Du wirst es bereits geahnt haben, doch je mehr Fragen du mit ja beantwortet hast, um so schlechter steht es um deinen Grad der Entspannung. Wenn du mehr als die Hälfte der Fragen mit ja beantwortet hast, dann heißt es schleunigst angreifen und eine Methode finden, die dich entspannt. In diesem Fall solltest du jeden Tag mit Atemübungen beginnen und den Tag mit einer kleinen Meditation beginnen. Führe Achtsamkeitsübungen durch und versuche ruhige Meditationen auszuführen. Es ist jedoch nicht nur schlecht, wenn du auch auf deinen Standpunkt beharrst und dich durchsetzen kannst. Du solltest jedoch eine gesunde Balance finden. Das tut dir und auch anderen gut.

Hast du alle oder den Großteil der Fragen mit nein beantwortet, dann kann ich dir eigentlich nur gratulieren. Du bist schon ein relativ entspannter Typ. Vielleicht wäre es für dich zur Abwechslung ganz gut, zu dynamischen Meditationen und Entspannungsübungen zu greifen. Diese sorgen dafür, dass du nicht zu ruhig und zu leise bist. Auch solltest du bei aller Nächstenliebe und Ruhe darauf achten, dass du dich nicht von anderen unterbuttern lässt. Gerne werden besonders gute Menschen ausgenutzt. Stärke mit Meditation und Atemübungen dein Selbstbewusstsein und deine Durchsetzungskraft. An deiner Entspannung musst du wahrscheinlich nicht mehr viel arbeiten. Einfach weiter so und versuche einfach ein bisschen mehr aus dir herauszugehen.

Schlusswort und Fazit

Wie du bemerkt hast, handelt es sich bei dem Vagusnerv nicht nur um einen simplen Nerv, der durch unseren Körper läuft. Es ist ein komplexes und facettenreiches Thema und der Vagusnerv betrifft so viele Bereiche und beeinflusst sowohl unser körperliches, als auch unser psychisches Befinden.

Zudem kannst du sehr viel selbst dazu tun, den Vagusnerv aktiv zu halten und sowohl Krankheiten vorbeugen, als auch Beschwerden lindern oder sogar heilen. Du hast so viele Möglichkeiten, den Vagusnerv zu stimulieren, dass auch garantiert die richtige Methode für dich dabei ist. Ob Atemtechniken und Meditation, Ernährung oder Bewegung - sämtliche dieser Methoden wirken sich positiv auf dein gesamtes Wohlbefinden aus.

Ich bedanke mich herzlich für dein Interesse und hoffe, dass ich dir mit meinen Geschichten und Erklärungen über und zum Vagusnerv viele Anregungen schenken konnte. Ich würde mich sehr freuen, wenn ich dadurch auch etwas Gutes für dich erreichen konnte, denn egal wo ich mich in meinem Bekanntenkreis auch umgehört hatte, niemand hatte wirklich Ahnung vom Vagusnerv. So faszinierend dieser Nerv ist, so unbekannt ist er auch und gerade das ist schade, da er so viele Vorteile für uns alle bringt.

Ich wünsche dir viel Spaß beim Lesen und beim Ausprobieren und lege dir auch zum Abschluss noch einmal das Tagebuch ans Herz, welches dich bei diesem Vorhaben, den Vagusnerv zu stimulieren in vieler Weise unterstützen kann. Auf jeden Fall freue ich mich, wenn ich dich durch mein Buch inspirieren und auch etwas für deine Gesundheit tun konnte. Beginne, auf deinen Körper zu hören, denn gerade unser Bauchgehirn, welches massiv vom Vagusnerv beeinflusst ist, ist ein sehr cleveres Organ, welches Dinge meist im Vorfeld erahnt, bevor wir nur daran denken können. Hab viel Spaß bei deinen Übungen, genieße die Meditation und freue dich darüber, wenn du die ersten Verbesserungen von Körper, Geist und Seele bemerkst. In diesem Sinne, lebe dein Leben in vollen Zügen, achte auf deinen Körper und behandle dich und andere gut, dann wirst du viele positiven Seiten unserer Welt erleben.

Anleitung QR-Code

Kann mein Handy oder Tablet QR-Codes scannen?

Um herauszufinden, ob dein Gerät QR-Codes lesen kann, öffne die Kamerafunktion und halte sie ein paar Sekunden in Richtung des zu scannenden Codes. Wenn das funktioniert hat, dann erhältst du eine Benachrichtigung. Falls nicht, musst du in „Einstellungen" das Scannen von QR-Codes erlauben. Wenn du hier nichts auswählen kannst, dann kann dein Handy oder Tablet nicht standardmäßig QR-Codes scannen. Das bedeutet, dass du eine Applikation (App) herunterladen musst, welche QR-Codes lesen kann.

Gehe dazu einfach in deinen AppStore und suche nach "QR-Code Scanner". Jeder QR-Code Scanner, den du dort findest, ist geeignet um unsere Codes zu scannen.
Installiere einen QR-Code Scanner nach Wunsch, öffne die App und scanne den im Buch abgebildeten Code um zur Website zu gelangen.

Index

Zugangscode - Kostenfreies e-Book

XD92-DJ29-912D

Gehen Sie auf https://link.cherrymedia.de/EPUB und geben Sie Ihren Zugangscode ein um Ihr kostenfreies e-Book herunterzuladen.

Made in the USA
Monee, IL
19 October 2026

66036566R00075